MASAJES para bebés

MASAJES para bebés

Gilles Morand

Fotografías de Marcel Chiocchio

Grupo Editorial Tomo, S. A. de C. V.
Nicolás San Juan 1043
03100 México, D. F.

1a. edición, octubre 2003.
2a. edición, mayo 2004.

Nicolás San Juan 1043, Col. Del Valle
03100 México, D.F.
Tels. 5575-6615, 5575-8701 y 5575-0186
Fax. 5575-6695
http://www.grupotomo.com.mx
ISBN: 970-666-875-6
Miembro de la Cámara Nacional
de la Industria Editorial No 2961

Traducción: Ivonne Said
Diseño de portada: Emigdio Guevara
Supervisor de producción: Leonardo Figueroa

Impreso en México - *Printed in Mexico*

Este libro está dedicado a Marcel Chiocchio, un ser de gran inteligencia y cuyos consejos siempre son muy preciados para mí.

A mamá y papá por todo el amor que me han dado.

Agradecimientos

Agradezco de todo corazón a quienes participaron, de cerca o de lejos, en la realización de esta obra dedicada a los niños:

- *Marcello, porque captaste la magia de los movimientos con una cámara numérica.*

- *A los modelos: Marie-Ève y su hija Carolane; Dany y sus hijos Samuel y Émélie; Joan, mi hermana, y mi sobrino Gabriel.*

- *Gracias a todos aquellos que desde hace más de veinticinco años me han dado su apoyo: Marcello, Lucien y Berthe, Joan, Denis, Ginette, Hélène, France y Michel.*

A mis colegas del Centro hospitalario Pierre Boucher, France Descôteaux, la Fundación de la institución, Shantala (el primer libro de masajes para niños en el que me inspiré), a los padres y educadores que recibieron este libro para usarlo en la casa, en la guardería de sus hijos o en su C.T.I (Centro de la Tierna Infancia).

- *Y a todos aquellos que se me olvidan... también gracias.*

Índice

Introducción 19

Primera parte
EL MASAJE DE LOS NIÑOS 27

La preparación 33
Los preparativos 35
La preparación mental 35
La atmósfera y el medio ambiente 36
Las herramientas de trabajo 39
La preparación del cuerpo 39
Qué aceites se utilizan 40
Los movimientos básicos del masaje para niños 43
Roce 44
Rascadura 45
Presión con los dos pulgares 46
Golpeteo 47
Trazos 48
Amasamiento 49
Torsión 50

Escurrido (drenaje) 51
Vibración 52

Segunda parte
La sesión de masaje integral para niños 53

Fase 1 (posición de espaldas) 57
La posición del niño masajeado 57
Una buena técnica 58
Preparación de las manos 60
El ajuste de las respiraciones 61
El método del ajuste de las respiraciones es simple 62
El dorso del pie 62
El muslo anterior 66
Trazos (golpes de karate) profundos 67
Torsión-pellizco 68
Torsión del muslo 69
Escurrido 70
El vientre 71
Evacuación del colón 72
Serpentina 75
Vibraciones 76
El pecho 77
La caja toráxica 78
Presión con los pulgares 79
Árbol ascendente 80
Árbol descendente 82

La mano y el brazo 85
Tracción de las articulaciones de los dedos 86
Drenaje del antebrazo 88
Drenaje del brazo 90
El cuello y los hombros 91
Masaje del cuello 91
Trazos y amasamiento del cuello 92
Rotación de los hombros 94
Rotación de los puños 96

Fase 2 (posición boca abajo) 98
Colocación del niño boca abajo 98
Instrucciones para los padres 100
La planta y los dedos de los pies 101
Amasamiento 102
El talón de Aquiles 103
La pantorrilla 104
Torsión de la pantorrilla 105
Escurrido 106
El muslo posterior 107
Escurrido del muslo posterior 108
El árbol de la vida 109
Las nalgas 112
Trazos en las nalgas 112
Tensión-pellizco 114
La columna vertebral (llave de la vida) 116
Presiones profundas 117
Presión deslizada con los pulgares
(¡Qué maravilla!) 118

Presión con los pulgares 119
El "8" 120
El árbol de la espalda 123
La parte posterior del cuello y de la cabeza 126
Amasamiento del cuello 128
Rascadura en la cabeza 129
La oreja 130

Fase final 131
La cara 132
Estiramiento de la cabeza 132
Masaje en la frente 134
Los labios 136
Bioplasma del ojo 137
El toque espiritual del "niño Jesús" 138

Conclusión 140

¡Qué don tan maravilloso son las manos!
Gracias a ellas, podemos canalizar
el amor de nuestro corazón y aligerar
el sufrimiento de nuestros semejantes

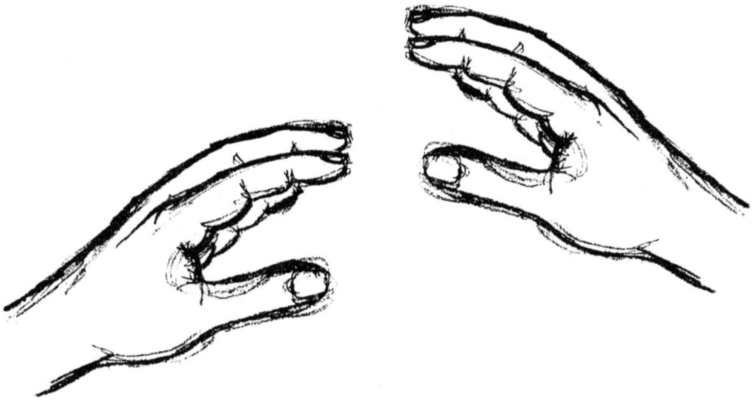

ADVERTENCIA

Aunque el masaje es terapéutico, ten cuidado porque en muchas situaciones está contraindicado para la salud.

A continuación se presenta una lista de las CONTRAINDICACIONES PARA EL MASAJE EN NIÑOS:

- Fiebre, cáncer, tuberculosis u otras infecciones o condiciones malignas que pueden presentarse en el organismo. No dar masaje en el abdomen del niño después de comer ejerciendo alta presión o si tiene úlceras gástricas o duodenales.
- No dar masaje a niños diabéticos.
- Dar masaje por lo menos 15 centímetros (6 pulgadas) alrededor de contusiones, quistes, roturas de piel o de huesos. Jamás des masaje directamente en esos lugares.
- Edemas (si tu dedo deja una marca después de ejercer presión en la piel). En el caso contrario, ejerce una presión muy ligera del centro a la parte inferior de la herida.

- Consulta al médico si tienes dudas respecto al estado de salud de tu hijo.
- El masaje no reemplaza al médico.

Nota: Retira toda la joyería del cuerpo del niño durante el masaje para evitar que se lastime.

LAS VENTAJAS DEL MASAJE

- Crecimiento normal del niño
- Equilibrio emocional
- Desórdenes del sueño
- Reacciones posquirúrgicas
- Huesos rotos (después de que se quitó el yeso)
- Algunos casos de abuso físico
- Hiperactividad y nerviosismo
- Enfermedades relacionadas con el estrés

LA FRECUENCIA DE LOS MASAJES

No des más de un masaje por semana y practícalo por lo menos una vez al mes.

Introducción

Lo que cuenta no es
lo que se da, sino el amor
con el que se da.
Madre Teresa

De todas las formas de relajación que existen, el masaje es la que ofrece al niño la tranquilidad más completa. Por mucho tiempo reservado a las clases privilegiadas, el antiguo arte del masaje es cada vez más popular y accesible para todos.

Sus orígenes son muy remotos. Los orientales, en la India particularmente, lo practican desde hace siglos; y los occidentales, desde finales del siglo XIX, gracias al sueco Per Henrik Ling. El surgimiento de esta antigua ciencia del cuerpo en la sociedad moderna, responde a la innata necesidad de intercambios más profundos entre los miembros de la misma familia (en constante evolución) y del niño en especial.

A través de los tiempos se ha desarrollado una multitud de técnicas de masaje. Gracias a las diferentes fuentes y a los muchos años de trabajo práctico, se elaboró la fórmula que se utiliza en el mayor número de familias.

El masaje es excelente para la salud física y mental de los niños; permite que los padres mantengan un contacto privilegiado con ellos prodigándoles mucho amor. El lenguaje del tacto es la vía más natural para comunicarse con el niño, pues éste responde a él. Quienes lo practican saben que el masaje no sólo es cuestión de contacto físico, sino un medio de comunicación más armonioso con los hijos. El masaje permite que te sientas mejor con la piel de papá trasmitiéndole a tu hijo lo que sientes.

La sociedad actual tiene una gran necesidad de ese contacto, pues hace tiempo que condena el tacto. Vivimos en una época que ofrece una vasta gama de posibilidades a quienes desean practicarlo. La constante implantación de la tecnología más desarrollada libera a los padres de las labores cotidianas, disponiendo así de más tiempo libre para las actividades familiares.

Es la época de la "rapidez a toda costa", de "todo peladito y en la boca", de "listo para llevar", de "compre hoy y pague después", de "usa los dedos" para oprimir los botones de los servicios instantáneos como Internet, comercio electrónico y GPS. Es la Era del progreso, como se le dice, y de todo el contingente de redes afiliadas o de empresas personales, de preferencia ecológicas, para el humano del futuro.

¿Pero el progreso en beneficio de qué o de quién? La aceleración tecnológica, aunque muy positiva a primera vista, provoca en su ciego curso el abandono del contacto elemental que es el tacto, esencial para el niño. Con el ritmo desenfrenado de la vida moderna, las jornadas sobrecargadas de estrés, el niño vive en un clima social tenso y los medios que se utilizan, como nosotros, para liberarlo de las presiones de la vida diaria, son ineficaces, inútiles. La frase "darse gusto" está parcialmente desvirtuada. Debemos adaptarnos o buscar un paliativo, y es aquí donde interviene el masaje.

Es muy importante diferenciar entre las armoniosas relaciones padres/hijo favoreciendo la complicidad con la práctica del masaje, y el uso de un acondicionamiento de tipo castigo/recompensa donde la calidad de las relaciones con los hijos no existe cuando lo único que piden es el amor de los padres.

El masaje y la polaridad, tema de este libro, abre la puerta, a través del tacto, a las relaciones profundas entre el padre y su hijo, relaciones que de otra manera serían inaccesibles.

Las distracciones y el juego permiten que el niño evada las obligaciones cotidianas, pero el espíritu y el cuerpo continúan siendo agredidos por todas partes. A través de la relajación física de su cuerpo, el niño siente un bienestar inigualable.

La relajación natural se describe como: "La disminución de la tensión y del estrés por parte del niño que se deja llevar por el placer del momento, con un cuerpo y un espíritu en equilibrio". Es la tranquilidad más completa que pudiera recibir. El espíritu se aleja de los pensamientos o interferencias exteriores para entrar en contacto con el cuerpo del niño en su totalidad y estar a la escucha.

Démonos el tiempo de regresar a nuestras profundas raíces por medio del masaje y la polaridad que compartimos con nuestros hijos.

A través del esparcimiento socio cultural, los padres se identifican en sus relaciones con el niño. De esta manera, luchan contra su propia imagen y la de sus hijos. Con la experiencia del masaje, se descubren a sí mismos, por medio de los gestos de amor que prodigan a sus pequeños, que sólo piden eso. Se conectan y recuperan el contacto con su propio cuerpo; es la verdadera esencia del niño que está lastimado, y no lo que refleja. Con el sutil contacto del tacto, nuestro modo de comunicación como padres se afina de tal manera que trasciende lo demás. Sólo la experiencia vivida da una idea de la profundidad de este intercambio.

Estas observaciones conductuales son el fruto de más de veinticinco años dedicados al desarrollo armonioso de la persona, con las herramientas, a través del masaje corporal y la polaridad, la vertebroterapia, el estudio del funcionamiento del cuerpo humano (cuerpo, mente, sentimientos), de diferentes formas de masaje en guarderías, de la nutrición equilibrada, de la búsqueda y el mantenimiento de una salud global (gracias a las vitaminas y a los complementos alimenticios), y de la experiencia personal en la vida diaria.

El resultado de esas observaciones, la búsqueda del bienestar del niño y la comunicación interpersonal son las bases que se redefinieron con la ayuda de un nuevo lenguaje, el cual tiene en cuenta las necesidades fundamentales del niño para que aprenda jugando y se prepare, a su manera..., a recibir un masaje.

El impulso natural primero de compartir con todos las alegrías y los placeres de estos descubrimientos personales, hizo que encontrara un lenguaje particular, compuesto por imágenes y palabras, que une lo útil a lo agradable en el interior de una sana relación familiar. Este manual se considera adecuado, breve y al alcance de todos los presupuestos.

El ojo de la cámara supo captar la atmósfera de tranquilidad, de sensibilidad y de profunda intimidad que debe existir una sesión de masaje infantil con respecto a la práctica de las diferentes técnicas, de manera que refleja la continuidad entre las maniobras en el curso de la aventura exploratoria del masaje.

Esta obra está dirigida a los padres que les interesa iniciarse en este arte o que desean perfeccionar su formación en este campo. El masaje, igual que el magnetismo polarizado, es un arte personalizado, y en ese sentido las técnicas propuestas se adaptan a tu personalidad o la del niño que se trata. Esto quiere decir que hay que tener en cuenta lo que nos gusta hacer y lo que al niño tratado le gusta que le hagamos.

La sesión del masaje integral da el tono adecuado a tu sentido del tacto hacia el niño.

El dominio de este arte milenario se adquiere con la práctica. La experiencia se vuelve más rica para los padres que dan el masaje y para el niño que lo recibe.

Mi sincera intención es rendirle homenaje a los niños y a la familia, cualquiera que sea. Ojalá que estas páginas iluminen tu corazón y lo llenen de amor para que lo compartas con tus hijos.

Primera parte

EL MASAJE DE LOS NIÑOS

El primer contacto físico del niño tiene lugar en el nacimiento, cuando deja el abrigo del útero para que las manos expertas lo reciban en este mundo.

El calor humano de ese contacto da al recién nacido un sentimiento de seguridad, sobre todo en el momento del nacimiento en el que el tacto es el único medio de comunicación con el mundo exterior. El primer llanto del bebé pone en marcha el proceso de vida, permitiendo ahora que el *prana* (fuente vital universal) circule en él por medio de la respiración.

Después, el niño de pecho (supervisado por un pediatra) desarrolla sus sistemas visual, verbal, olfativo y auditivo, y descubre nuevas formas de comunicarse de manera autónoma. Es muy frecuente que en el periodo posterior a los cinco años, los padres tiendan a disminuir el contacto físico, que para el niño es tan valioso en esa etapa; contacto que desaparece por completo a medida que la criatura continúa su desarrollo hasta la adolescencia.

El tacto natural del cuerpo, a través del masaje, es una excelente manera de conservar el sano contacto físico con el niño y el adolescente. Además, ayuda activamente al desarrollo físico, emotivo y mental en una infancia difícil y una adolescencia turbulenta.

El masaje también es ideal para calmar a un niño muy nervioso o muy tenso. La primera vez que se le da masaje a los niños, se corre el riesgo de que se alteren o incluso se sobrexciten. Es natural y no debe obligárseles a estar tranquilos. El niño debe considerar al masaje y a su experiencia-aprendizaje un juego gracias a que aprende a ser masajeado divirtiéndose.

¿Sabes que los jóvenes tienen una receptividad inaudita para todo aquello que está dentro del campo del tacto? Esto se debe a que para ellos no existen las barreras ni los tabúes y no están a la defensiva. Entre más logremos desarrollar el sentido del tacto y la compasión hacia los demás, mayor será la profundidad de nuestro grado de amor y de respeto a la vida, en todas sus formas. El tacto, elemento reparador o terapéutico, facilita en gran medida las relaciones humanas sanas y exentas de prejuicios.

A través de la participación intermediaria del juego sutil del tacto, el niño aprenderá, después de algunas sesiones, a aprovechar plenamente los beneficios del masaje.

Para iniciar al niño de manera eficaz en el masaje, basta dárselo con suavidad; eso ayuda a adormecerlo y al mismo tiempo lo calma. Como acumuló cierto grado de fatiga a lo largo del día, se dejará llevar con más facilidad al sueño una vez que te hayas ocupado de su cuerpecito.

Para lograr un buen masaje, debes respetar la fragilidad del niño. Si tiene entre un mes y cuatro años, nada de maniobras complicadas, será suficiente con caricias muy tiernas.

El masaje integral que se presenta en este libro puede empezar a darse a partir de que el niño cumpla cuatro años. Sin embargo, procura ejercer presiones mucho más suaves que en el caso de un "quinceañero" o un adulto. La persona que da el masaje debe manejar el cuerpo del niño con respeto, cariño y delicadeza.

La preparación

Actitud física y mental antes de dar masaje a un niño

Una sesión de masaje infantil no puede llevarse a cabo con éxito sin cierta preparación, primero de orden psicológico (la actitud que se adopta ante la sesión) y después físico (el cuidado que se pone en la preparación práctica).

Cuidado, deseo de hacer bien las cosas y mucha sensibilidad, es la sencilla y eficaz receta de una buena preparación para el masaje a niños. Si no tomas en cuenta estos puntos básicos, disminuyen sensiblemente los efectos benéficos, físicos, emocionales y mentales del masaje.

Entre más propicia sea la situación que crees, puedes prepararte mejor para dar la máxima relajación y placer.

A los niños jamás se les obliga a aceptar un masaje.

Los preparativos

La preparación mental

El placer final del masaje infantil es unir el descanso mental con la relajación física. Ésa es la receta del bienestar total. El juego del masaje permite, si lo utilizas de manera adecuada y con amor, que el niño olvide todo aquello que está ligado a lo cotidiano: hiperactividad, tensión, cansancio, estrés, dolor, etc.

La otra exigencia del masaje es que dejes de lado las preocupaciones de padre, que liberes las presiones morales y te dejes llevar por el placer de darle masaje a tu hijo.

La principal ventaja psicológica de las sesiones de masaje para los niños es la consolidación de los lazos íntimos y afectivos de dos generaciones en una relación de igualdad.

El masaje favorece no sólo el acercamiento a través del tacto, sino también el constante redescubrimiento de los participantes por medio de un juego que rinde homenaje al cuerpo y al espíritu. El contacto natural e íntimo del masaje crea una relación más profunda entre los miembros de una familia, liberando los bloqueos emocionales así como las tensiones físicas y mentales. Entonces se produce un sentimiento de igualdad, de intercambio, de satisfacción común.

Para intensificar esa sensación de profunda comunicación, se aconseja que guardes silencio, unos minutos, antes de iniciar la sesión. Durante este periodo de silencio, vacías a tu espíritu de pensamientos. El objetivo del efecto del recogimiento es aminorar el ritmo desenfrenado que impone la vida activa de todos los días. Una vez que la actividad mental haya disminuido, es más fácil que te dejes llevar con el niño. No se requiere ningún esfuerzo para lograr este estado del alma, basta con que te vuelvas totalmente receptivo dejándote llevar por el bienestar que se siente al darle masaje al niño.

La atmósfera y el medio ambiente

Para facilitar la descompresión mental, es importante que crees una atmósfera y un medio ambiente propicios para la relajación.

La elección del lugar es personal; entre más tranquilo sea, más favorece la armonía entre el padre que da el masaje y el niño que lo recibe. Para llevar a cabo una sesión de treinta a cuarenta y cinco minutos, debes alejarte lo más posible de toda interferencia como el teléfono que suena, los amigos que vienen a tocar la puerta o demás ruidos que alteran la atmósfera de relajación que deseas crear.

Lo ideal sería un sitio lleno de aire, en la naturaleza, bajo el sol. Esto sería maravilloso, con la condición de que protejas la piel del sol. Si la sesión se realiza en el interior, la elección de la habitación depende de la comodidad (física y psíquica) que te transmita.

Debes disfrutar de comodidad.

La iluminación también tiene un papel importante en la atmósfera a crear. La noche, algunas velas o una iluminación tenue invitan a que el niño se relaje.

Escuchar música en el transcurso de la sesión de masaje infantil puede tener un efecto benéfico o, al contrario, afectar lo que el cuerpo transmite. La música debe predisponer a la relajación; el volumen tiene que ser lo más bajo posible, por eso el sonido de la naturaleza es la música ideal.

En resumen, la música no es indispensable, pero favorece la relajación. Esencias y perfumes también pueden sumarse al conjunto de preparativos. Ayudan a calmar el cuerpo y el espíritu por conducto del aroma.

La presencia de plantas se convierte en un elemento positivo porque liberan una buena cantidad de oxígeno y facilitan también la limpieza de la sangre.

La temperatura de la habitación debe ser cálida y cómoda para facilitar la relajación. Es peligroso abrir ventanas durante la sesión para que entre aire fresco; el niño que recibe el masaje podría enfriarse y tener escalofríos desagradables que afecten su relajación. Si tienes que ventilar es preferible que lo hagas unos minutos antes de iniciar la sesión, pero sin que se enfríe mucho la habitación.

El cuerpo debe descansar al máximo durante la sesión. Por lo tanto, evita que trabaje (sin embargo, permite que el niño se mueva a su antojo).

Se recomienda esperar de treinta a cuarenta y cinco minutos después de comer antes de disfrutar de los placeres del masaje. De lo contrario, la digestión se realizaría durante la sesión, el niño masajeado podría alterarse y tendría que hacer una visita intempestiva al baño. El mismo consejo se da al padre que da el masaje.

Las herramientas de trabajo

El equipo necesario para una sesión de masaje se resume a una mesa (opcional), aceite (agente de deslizamiento), y tres toallas (o más) para comodidad de las articulaciones (tobillos, rodillas, cuello). Algunas toallas complementarias sirven para cubrir algunas partes del cuerpo y mantenerlas calientes, mientras estás ocupado dando masaje en otra región.

La preparación del cuerpo

Una vez que los preparativos materiales están en la habitación y el espíritu está tranquilo, llega el momento de preparar el cuerpo del niño para el masaje. Un buen baño caliente, para relajar los músculos y la piel, es un excelente preludio para el masaje.

La duración del baño y la temperatura del agua varían según el gusto. Existen momentos privilegiados durante el baño padre / hijo. Después del enjabonado, es más agradable darle masaje a la piel.

Para evitar irritar o arañar la piel del niño masajeado, te aconsejo que te dejes las uñas muy cortas y te quites cualquier barniz al que pudiera ser alérgico.

Qué aceites se utilizan

Puedes usar sin miedo cualquier aceite mineral o vegetal. No obstante, los niños que padecen enfermedades de la piel deben consultar a un dermatólogo antes de que se les aplique cualquier cosa en el cuerpo.

En general, un aceite eficaz se aplica una sola vez en la región a masajear; un aceite mediocre no es económico y prolonga indebidamente la duración del masaje.

Considera el aceite de coco; permanece mucho tiempo en la piel, alimenta la epidermis y penetra en ella. Es el más recomendable porque la mayoría de las pieles lo asimila con facilidad. Los riesgos de reacciones cutáneas o diferentes enfermedades de la piel se atenúan. Además, se encuentra en las farmacias. El aceite comercial de bebé queda descartado porque hay que aplicarlo muchas veces en el mismo lugar.

A quienes les gusta la diversidad de aromas, pueden perfumar sus aceites con concentrados de aceite esencial.

Los linimentos, los bálsamos y los ungüentos ayudan en el tratamiento de dolores neurálgicos, reumáticos, musculares, así como para los reumas, en cuyo caso se sugiere la aplicación de calor. Si el niño sufre tales dolores o enfermedades, puedes aplicarle una crema a base de *melaluca* en el área afectada, salvo en heridas abiertas.

El aceite para el masaje puede ser caliente, pero muy ligeramente para no quemar la piel, y colócalo en un tazón de barro cocido o en un frasco, listo para utilizarse. Una manera muy sencilla de usarlo es tomar una buena cantidad en el hueco de la mano y frotar las dos manos para repartirlo de manera uniforme y recalentarlo, pues quizá se enfrió al momento de vaciarlo.

Hoy en día, en el mercado se encuentra una gran cantidad de productos de todo tipo para el masaje. Puedes elegir lo que te gusta o le gusta al niño, si es orgánico y natural. Opta por un producto que cuide la naturaleza y la salud.

Los movimientos básicos del masaje para niños

Antes de practicar cualquier masaje, es primordial que conozcas bien y domines las diferentes técnicas básicas que se describen en este libro.

Los movimientos involucrados en el masaje para niños, están relacionados con nueve técnicas básicas muy simples que se repiten a lo largo del masaje.

Roce

Pasa las manos muy ligeramente por todas partes, como si estuvieras acariciando al niño.

Este contacto dulce y agradable despertará las regiones a masajear y hará que el niño se deje llevar (foto 1).

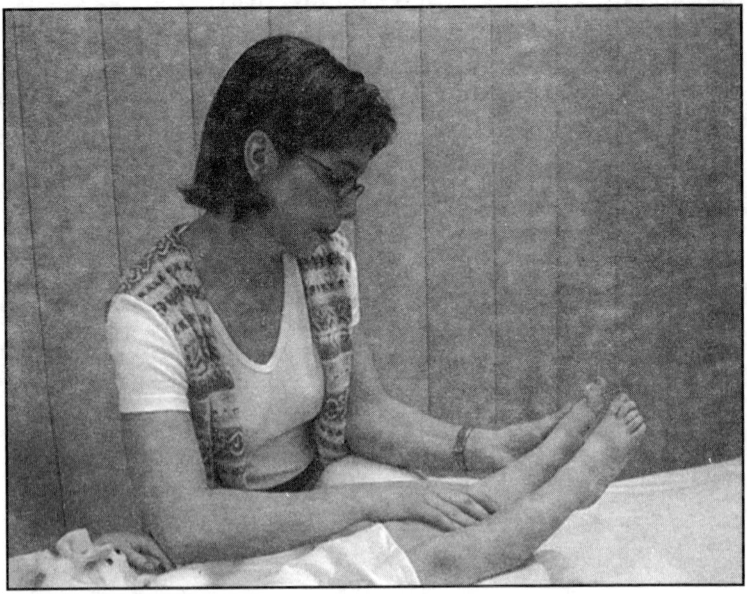

Foto 1

Rascadura

Rasca dulce, tiernamente con un movimiento de vaivén toda la región, teniendo cuidado de no irritar la piel.

Esta técnica remueve las células muertas de la piel y activa la circulación de la sangre periférica (foto 2).

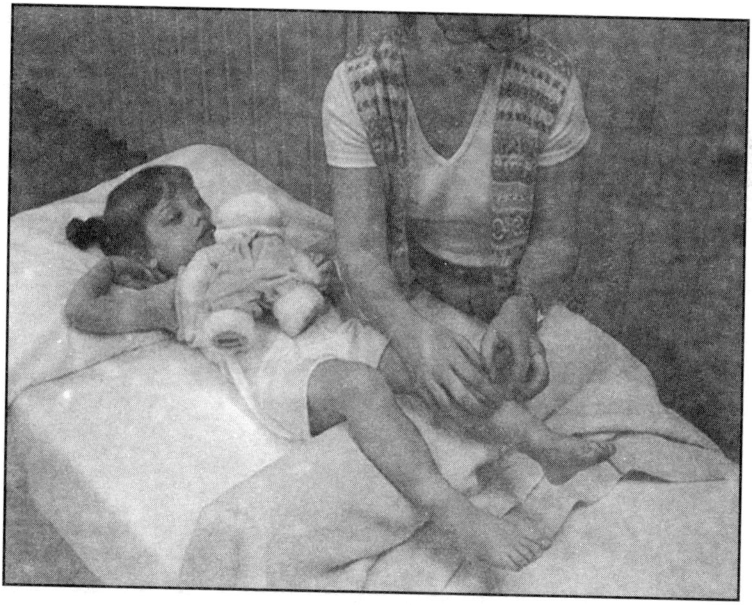

Foto 2

Presión con los dos pulgares

Aplica presión continua con los dos pulgares, alternativamente, como si los deslizaras poco a poco, siempre en dirección al corazón.

Esta técnica prepara la relajación muscular y nerviosa. Su acción estimulante al principio se convierte en tranquilizante y relajante después de una repetición de un minuto.

Tiene una acción positiva sobre la epidermis, la dermis y la circulación sanguínea superficial (foto 3).

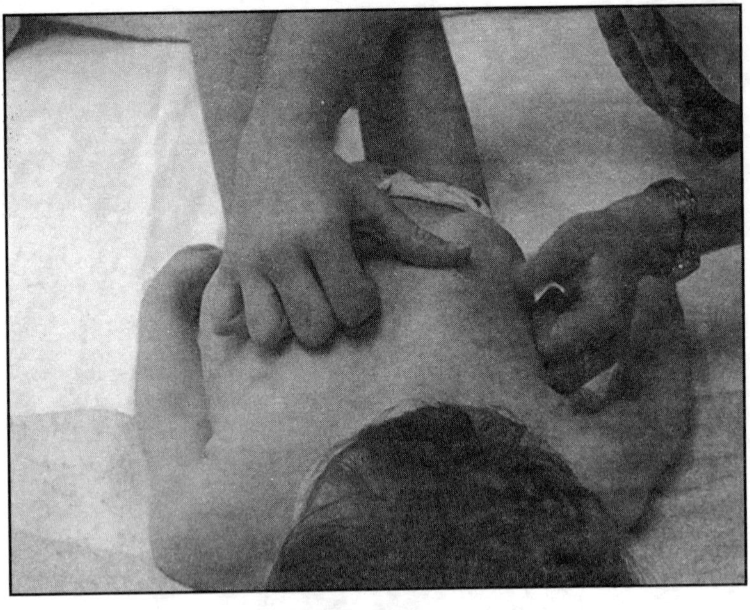

Foto 3

Golpeteo

Alternando las dos manos, da pequeños golpes a la piel con la yema de los dedos.

Esta maniobra estimula la circulación superficial de la sangre y de la energía (foto 4).

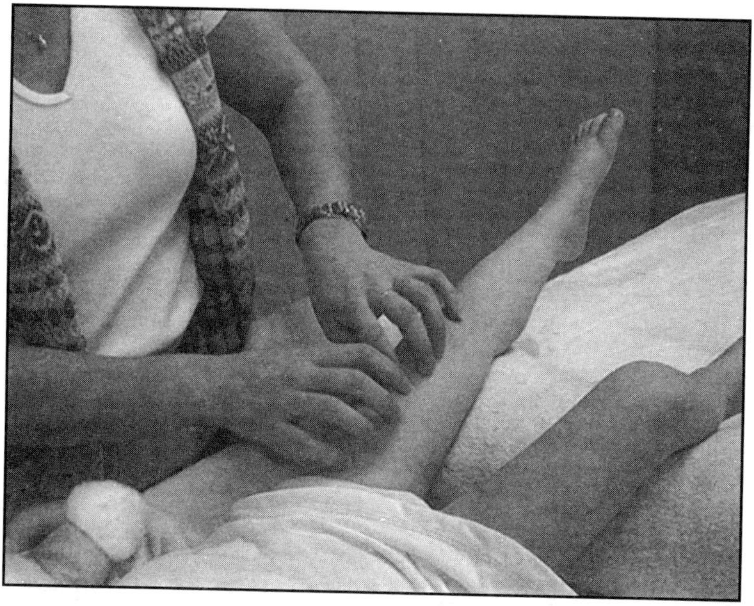

Foto 4

Trazos

Golpea sin lastimar, como si practicaras karate, con el filo de las dos manos, alternándolas. Los dedos deben estar ligeramente separados, y las muñecas y los brazos relajados.

Si el niño tolera los golpes fuertes con los dedos juntos, puedes aplicarlos.

Es importante que mantengas un ritmo continuo y regular.

Esta técnica produce una gran relajación muscular (foto 5).

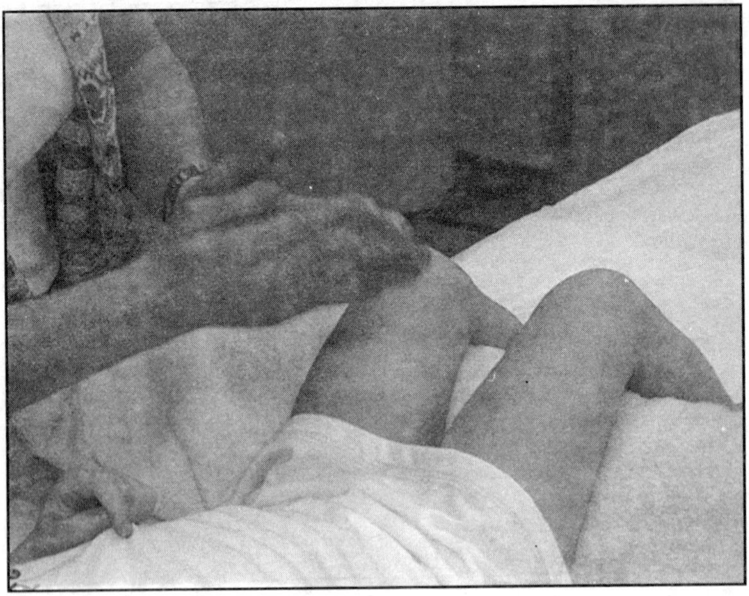

Foto 5

Amasamiento

Cada vez con más fuerza, amasa la región deseada como si se tratara de masa.

Con esto obtienes una muy importante acción relajante de los músculos, deshace las cristalizaciones de ácido lácteo (calambres) y trabaja a profundidad (foto 6).

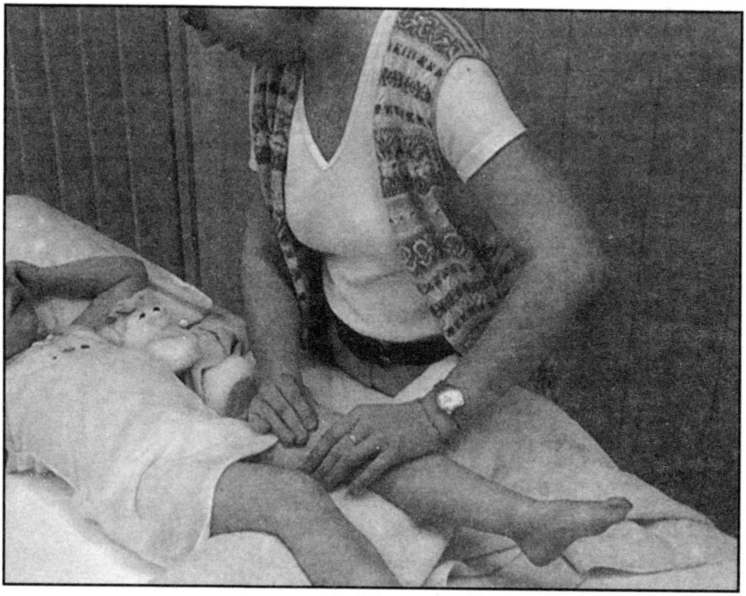

Foto 6

Torsión

Trabaja los músculos como si doblaras un trapo.

La presión no debe ser muy fuerte para evitar pellizcar la piel.

La torsión produce un excelente efecto en los músculos y la circulación de la sangre. Elimina los residuos no cristalizados (linfas) de los músculos (foto 7).

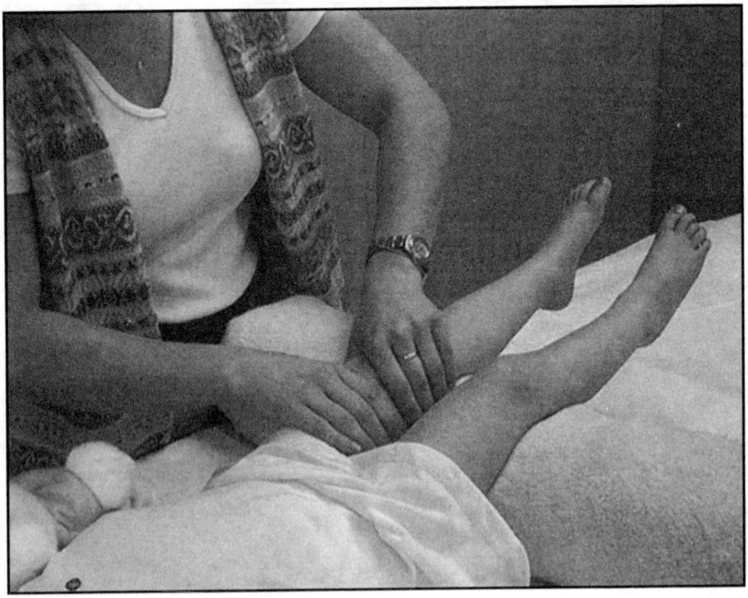

Foto 7

Escurrido (drenaje)

Toma con firmeza la región muscular con las dos manos, con todos los dedos, formando un anillo. Este movimiento se aplica especialmente en los brazos y piernas del niño.

El escurrido también se conoce como "drenaje" y el movimiento siempre se hace hacia el corazón (como los movimientos anteriores). Ayuda a desechar los desperdicios (toxinas) del cuerpo actuando en la circulación sanguínea y linfática. Un proceso bioquímico, a la salida de los pulmones, durante la expiración, limpia ese montón de toxinas (foto 8).

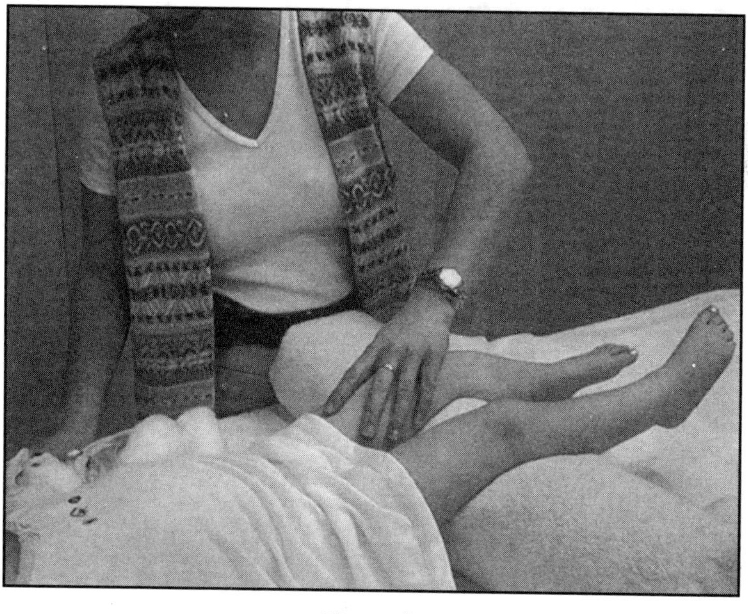

Foto 8

Vibración

Tocando con toda la mano la región muscular o con el contacto de la palma de la mano, muévela rápido de izquierda a derecha para crear el efecto de vibración.

Esta operación tiene una acción muy relajante, pero puede provocar la risa del niño (foto 9).

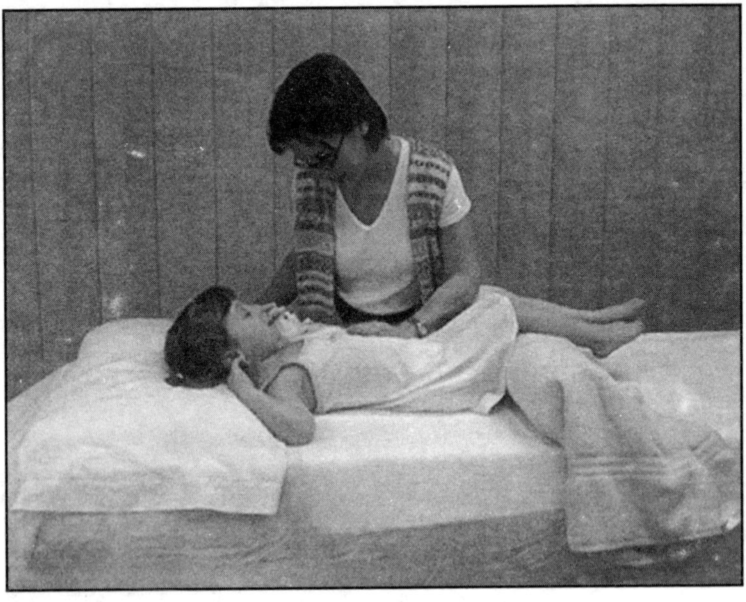

Foto 9

Segunda parte

LA SESIÓN DE MASAJE INTEGRAL PARA NIÑOS

El masaje integral que aquí se presenta se divide en tres fases. En la primera, el niño masajeado se acuesta de espaldas para darle masaje en la parte frontal del cuerpo; en la segunda, se coloca boca abajo para que reciba masaje en la espalda, la columna vertebral y toda la región posterior del cuerpo; y la fase final, en la que el niño vuelve a recostarse sobre la espalda para darle masaje en la cara y el "toque" espiritual que le producirá una serenidad completa y una relajación generalizada.

El masaje integral se ha concebido para darse por completo a lo largo de una sesión; sin embargo, puede utilizarse de manera parcial. Por ejemplo, es posible masajear sólo la espalda del niño que tiene mala postura en el transcurso de un día difícil.

También puede adoptarse cualquier otra maniobra del masaje integral para un masaje de un minuto en una región particular. Sólo hay que respetar el curso de los movimientos, con respecto a las nueve técnicas básicas: primero rozar, después rascar, ejercer presión con los dos pulgares, dar golpecitos, aplicar los golpes como de karate, amasar, hacer torsión, escurrido-drenaje, producir las vibraciones y rozar otra vez toda la superficie. Se empieza con suavidad, aumentando poco a poco la presión y se termina con suavidad ejerciendo una ligera presión con la que se pone fin a las maniobras.

Fase 1
(posición de espaldas)

La posición del niño masajeado

La posición inicial del niño al que se va a dar el masaje es primordial para lograr una relajación lo más completa posible.

Instalado cómodamente desde el principio, se dejará llevar al máximo y obtendrá considerables beneficios. Se sabe que acostado de espaldas el niño se sentirá más relajado para comenzar la sesión de masaje (foto 10).

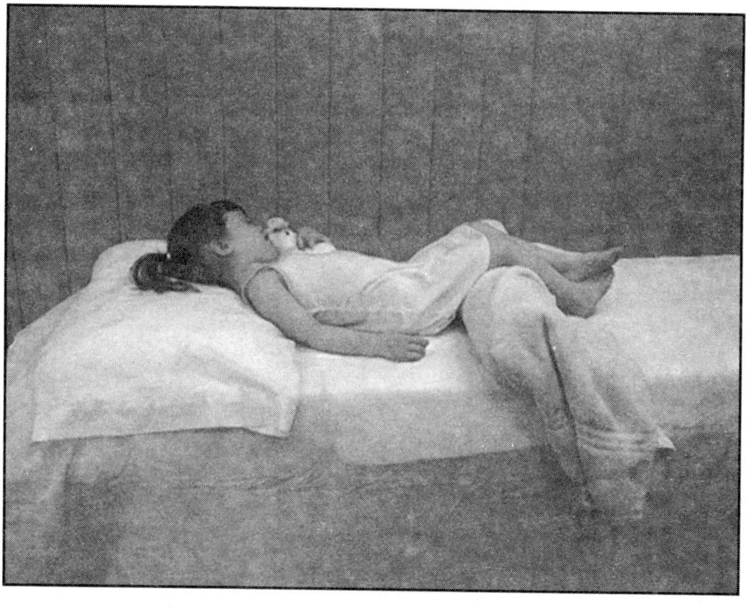

Foto 10

El padre colocará una toalla o un cojín bajo la cabeza y las rodillas del niño para relajar los músculos del vientre y los de la espalda.

Para la comodidad de la cabeza y del cuello, la toalla no es obligatoria pues de ser posible hay que conservar su ángulo natural, dejando sobre todo que la cabeza descanse a todo lo largo; es cuestión de comodidad o de rectitud cervical, tú eliges.

En cuanto a los brazos, descansarán a los lados, a lo largo del cuerpo, si esta posición le agrada al niño.

Una buena técnica

El padre debe tomar diferentes posiciones durante la sesión. También es necesario que se siente en una silla para realizar las maniobras.

Si está muy cerca o muy lejos, se cansará rápido. Se verá obligado a detenerse un momento para descansar de una mala posición prolongada, lo que romperá el ritmo de la sesión.

El padre o el masajista educador debe aprender a cambiar de maniobra lo más lento posible para no cansarse inútilmente, respetando siempre la relajación del niño masajeado.

El ritmo de las maniobras debe ser constante de principio a fin. Después del masaje en una región, hay que preparar la siguiente con un roce completo. Por ejemplo, se da masaje completo a una pierna antes de pasar a la otra.

Tampoco debes olvidar agregar el aceite en el transcurso de la sesión para mantener un buen deslizamiento, y evitar así los desagradables calentamientos de la piel.

Las manos deben tener el mayor contacto posible con el cuerpo (salvo cuando las untas con aceite para aplicarlo después en el cuerpo del niño al que se le da masaje).

Si notas cierto enrojecimiento en la superficie de la piel, significa que se inicia la circulación periférica de la sangre; por lo tanto, puedes ejecutar secuencias más breves y pasar a la siguiente región.

Preparación de las manos

El secreto de un buen masaje está en el contacto de las manos del padre con la piel del niño masajeado. Cuando se establece ese contacto privilegiado, puede decirse que el padre tiene manos mágicas... de curandero magnético.

Las manos calientes transmiten más energía magnética tranquilizante, equilibrante, que las manos frías que con frecuencia provocan desagradables escalofríos y una sensación que no favorece la relajación. Por lo general, eso se debe a una mala circulación.

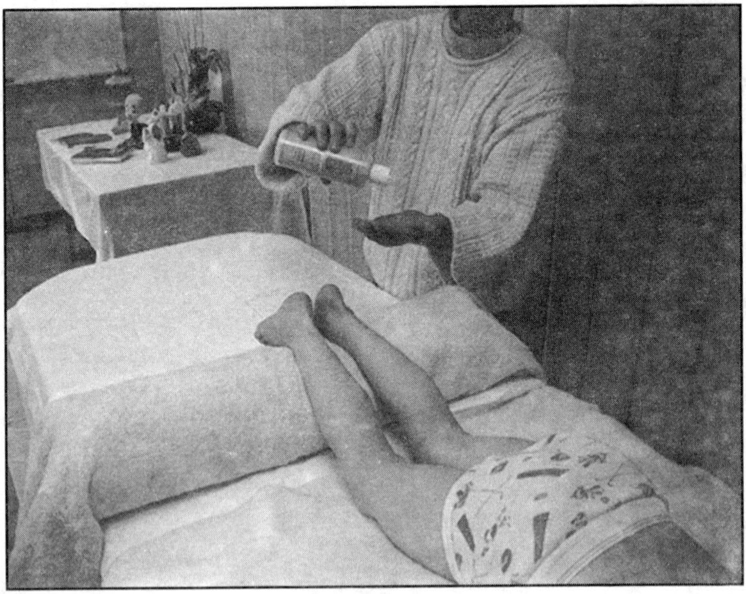

Foto 11

Las manos se calientan al juntarlas y frotarlas vigorosamente durante algunos segundos, tomando el aceite al momento de sentir cierto calor. Además, eso permite la mejor circulación de la sangre en las manos del padre y genera cierta energía (foto 11).

Si el padre tiene que hablar para una orden o una indicación al niño, lo hará con una voz tranquila, apacible y con baja entonación. Es de rigor hacerlo lo menos posible. Entre más se habla durante el masaje, más se rompe el silencio relajante y más larga será la sesión. Y una sesión larga de masaje puede ser agotadora para la persona que la da.

El ajuste de las respiraciones

Respirar bien en la sesión produce un mejor relajamiento. El efecto que resulta del ajuste de las respiraciones del padre y del niño es benéfico y agradable porque se percibe más el estado del otro. Eso permite un mejor contacto entre los participantes.

Además, trabajando al mismo ritmo respiratorio del niño al que se da el masaje, el padre se cansa menos rápido y está sujeto a menor estrés. El ritmo de su masaje puede ser más constante. El padre está tan relajado como el niño.

El método de ajuste de las respiraciones es simple

El niño masajeado, en posición dorsal, se calma respirando profundamente, lo más lento posible, para liberar las tensiones emocionales.

Una vez que tiene un ritmo regular y agradable, el padre comienza sus movimientos respirando al mismo ritmo que el niño. Las dos respiraciones se convierten en una, el padre se adapta mejor al estado de relajación del niño y centra su energía en las necesidades latentes.

Es posible que el padre no siempre pueda seguir el ritmo respiratorio del niño; aunque éste sea el caso, de cualquier forma el masaje será benéfico.

El dorso del pie

Los pies, que soportan todo el peso del cuerpo, demandan particular atención.

La región de los pies es la que está más lejos del corazón. La circulación de la sangre disminuye de marea considerable a causa de la fuerza de gravedad de la tierra que nos une al piso.

Los movimientos descritos en este libro tienen como objetivo el descanso y la relajación de los miembros sensibles, los que con más frecuencia son maltratados por el uso de un mal calzado, aumentando la circulación de la sangre necesaria para las maniobras.

Hay que tener en cuenta también que el pie es una región de donde salen y a donde llegan diferentes redes de energía que atraviesan el cuerpo y corresponden a los órganos del mismo (ejemplo, reflexología y polaridad). Por lo tanto, se aconseja el tratamiento minucioso de los pies.

Primero debes desentumir los dedos de los pies, toma uno entre tus dedos de la mano (foto 12), dale vibraciones sacudiéndolo rápido, después estíralo con suavidad. Es bueno que el dedo del pie truene, pero si no lo hace no lo obligues. El estiramiento de las articulaciones igual producirá su efecto relajante.

Repite el mismo movimiento con cada uno de los dedos del pie.

Enseguida aplica una ligera presión con los pulgares entre los huecos de cada dedo. Regresa al dorso del pie y continúa el mismo movimiento con los pulgares en toda la superficie del pie hasta el tobillo. Esta maniobra relaja los puntos reflejos de los dedos de los pies y estimula la circulación de la energía.

Retomarás los pies para seguir relajándolos cuando el niño esté boca abajo.

Una vez que el masaje del pie terminó, el padre prosigue con suavidad acariciando todo el pie, sube hasta la rodilla y desciende a la altura del tobillo.

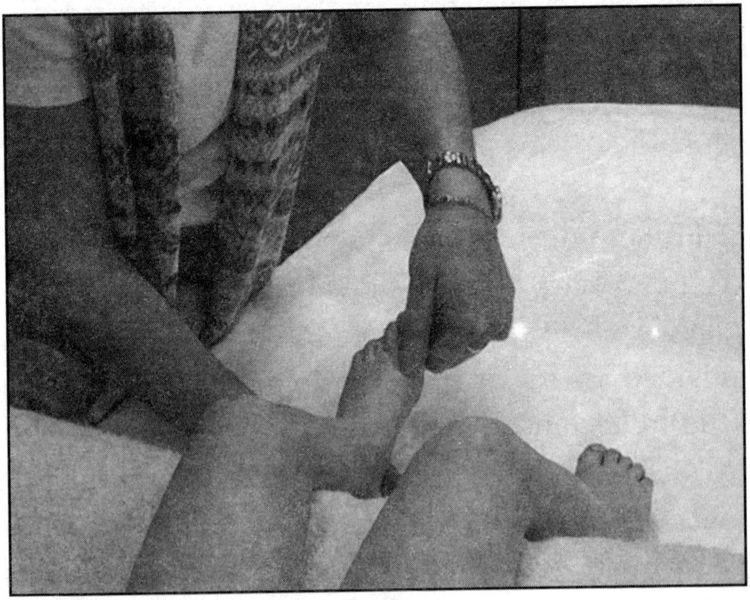

Foto 12

Con las manos cerradas, da masaje alternadamente de arriba hacia abajo a los lados de la pierna deslizando las manos siempre hacia el corazón (15 veces).

Antes de proceder al masaje profundo del muslo, debes aplicar un movimiento de roce en la rodilla. Esta pequeña maniobra se hace frotando alrededor de la rótula con dos dedos, el índice y el medio (foto 13).

El objetivo es relajar la articulación de la rodilla. Se requiere ternura.

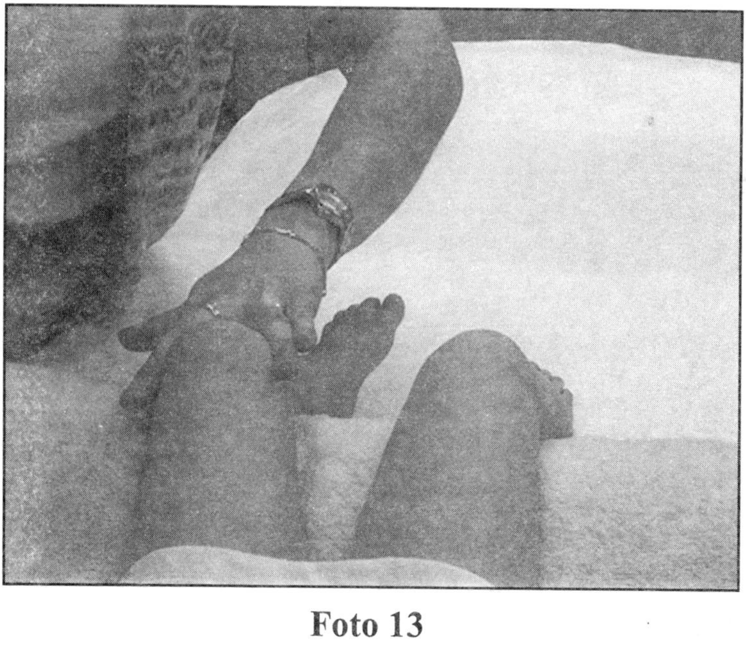

Foto 13

El muslo anterior

Los movimientos en el muslo siempre se hacen en dirección al corazón. Por falta de mantenimiento, esta región puede debilitarse, los músculos se hunden. El ejercicio y el masaje periódico de los músculos de la pierna estimulan el muslo y le ayudan a conservan el tono.

El padre prosigue primero con el roce del muslo, la rascadura, la presión con los pulgares (deslizado), el golpeteo, los golpes de karate y el profundo amasamiento (foto 14). Los movimientos duran entre diez y treinta segundos.

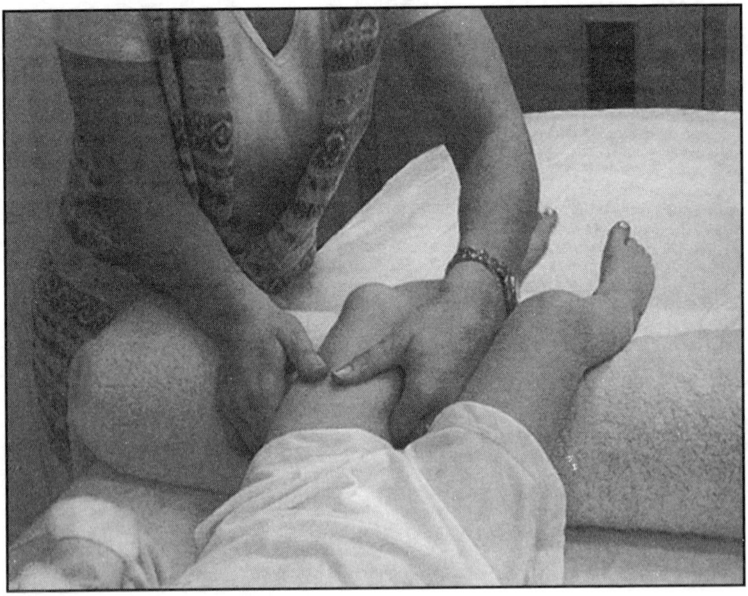

Foto 14

Trazos (golpes de karate) profundos

Los golpes de karate profundos actúan sobre todo en el músculo del muslo.

Se practican de la misma manera que los ligeros, salvo que los dedos de la mano están juntos para ejercer mayor presión en los músculos (foto 15).

¡Acuérdate del karate!

Este movimiento se practica treinta segundos, mínimo.

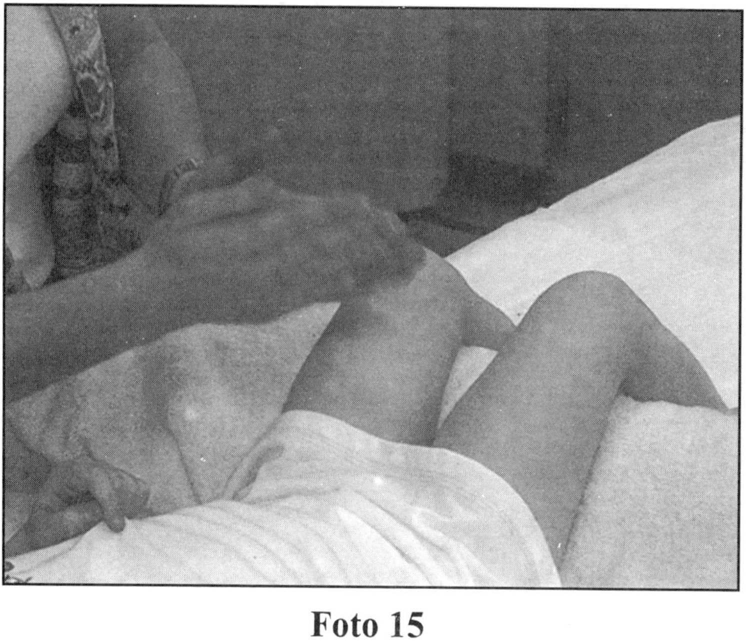

Foto 15

Torsión-pellizco

Las manos del padre están cerradas en forma de pinza, como si imitaran a un cangrejo.

La maniobra se hace pellizcando ligeramente el muslo con las yemas de los dedos, sin lastimar, con un movimiento hacia el exterior del muslo, como si jalaras un pelo (foto 16).

Las dos manos trabajan alternándose, en supinación, durante veinte segundos.

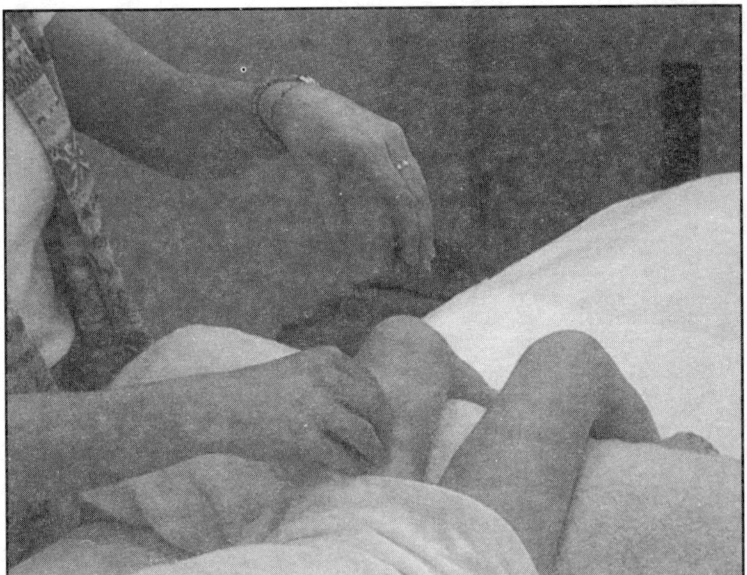

Foto 16

Torsión del muslo

Colocando las dos manos sobre el muslo (foto 17), el padre practica un movimiento de torsión como si quisiera doblar una liga.

Es necesario añadir aceite durante la torsión para evitar calentamientos y no jalar los vellos, los cuales son muy abundantes en ciertos niños cerca de la pubertad.

Esta maniobra actúa en todo el músculo, debe repetirse durante treinta segundos en la superficie del muslo.

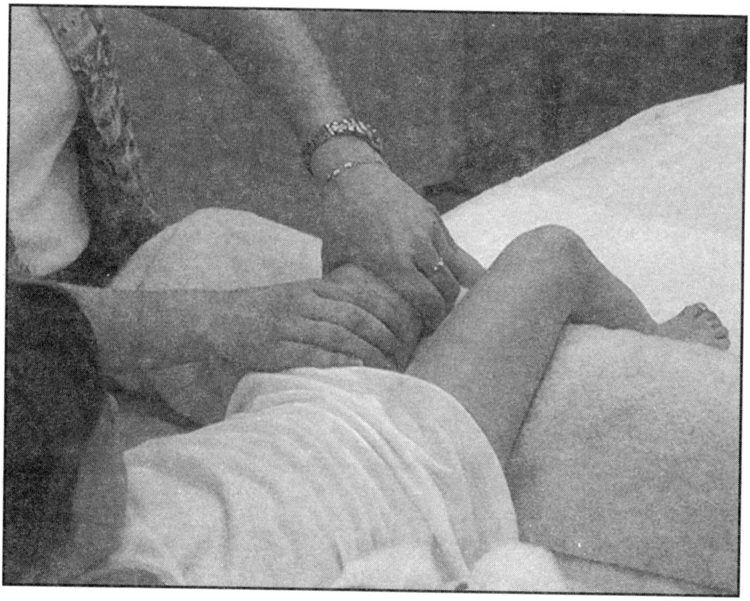

Foto 17

Escurrido

Como se explicó en los movimientos básicos, el objetivo del escurrido es limpiar la región del muslo de desechos tóxicos a través del sistema linfático y del líquido intersticial.

El padre coloca las manos, en forma de anillo, en la parte anterior del muslo y en dirección al corazón, aplicando fuerte presión (foto 18).

Para una buena limpieza, este movimiento debe repetirse alrededor de treinta segundos.

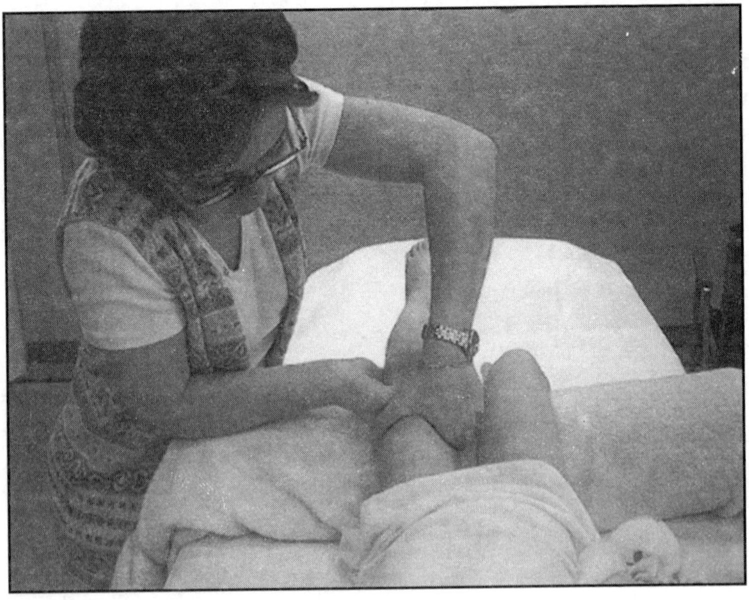

Foto 18

El vientre

De acuerdo con algunas tradiciones orientales, el masaje en el abdomen es muy eficaz para relajar todo el cuerpo. Ello explica por qué la mayoría de los adeptos al masaje oriental para niños inicia la sesión en la región del vientre, centro del *chi* (energía vital).

El masaje en esta área calma y relaja el sistema digestivo y, por ende, el alma. La filosofía oriental afirma que la digestión está estrechamente ligada a la psique. De esta manera, una mala digestión explica en gran parte la agresividad, pues la buena digestión es sinónimo de paz interior.

La relajación del vientre es preciada para el bienestar del niño, pero se encuentra en una región muy sensible a la exploración y no debe aplicársele una fuerte presión.

La serie se inicia de la manera habitual con el roce completo del vientre; el movimiento se aplica en el sentido de las manecillas del reloj, por lo menos durante dos minutos. Es el tiempo necesario para que los músculos del vientre se relajen por completo. Después, únicamente se inicia el masaje profundo que se conoce como "evacuación del colón".

Evacuación del colón

Ejecutado como se debe, el movimiento de evacuación del colón facilita el trabajo digestivo estimulando el quimo intestinal (foto 19).

La evacuación del colón es la limpieza del tracto digestivo.

La presión aplicada con las manos debe ser progresiva; primero suave, después media y al final más fuerte (siempre respetando este orden, que es el único que tolera el niño).

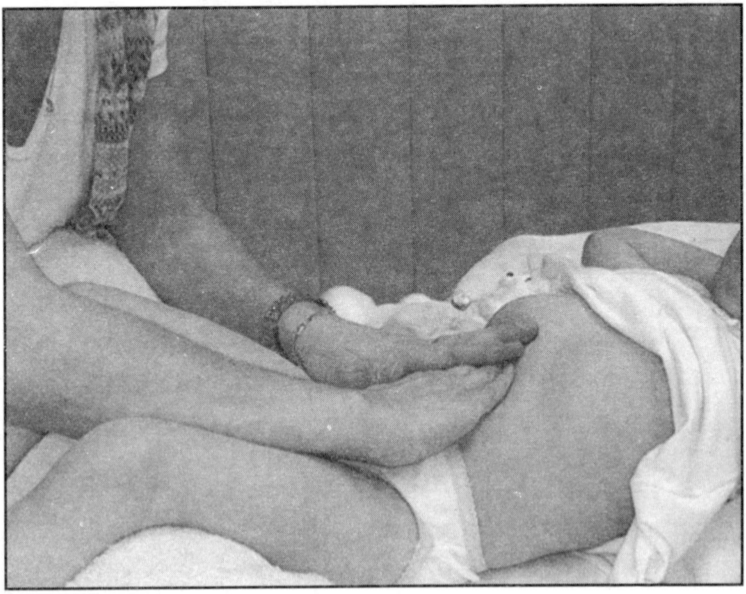

Foto 19

El padre coloca las manos en la parte inferior derecha del vientre (el área inferior izquierda si está frente al niño), para ser más exactos en la región del apéndice (foto 19).

En esta posición, se dirige al colón ascendente, después al colón transversal (foto 20) y baja al otro lado del vientre siguiendo el colón descendente (foto 21).

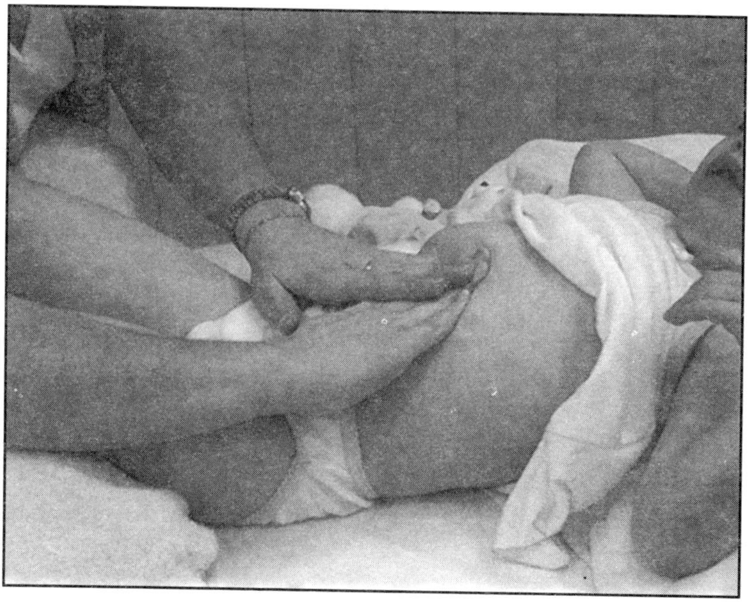

Foto 20

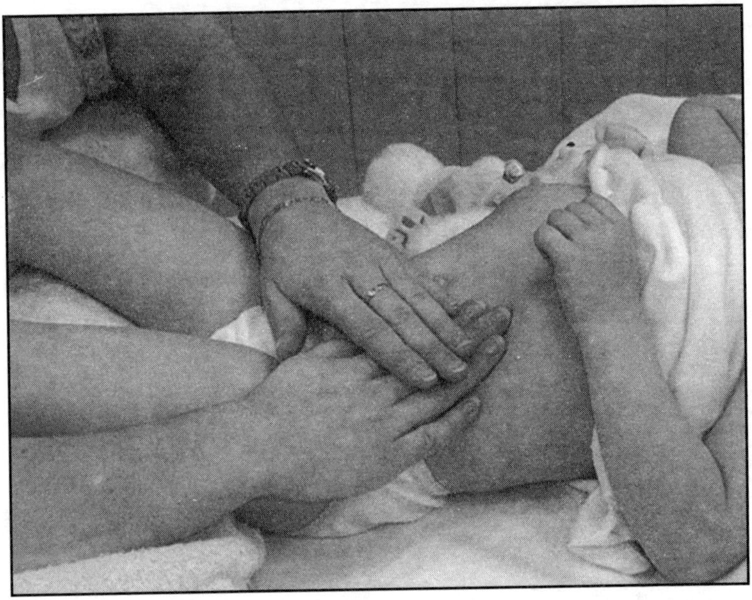

Foto 21

El movimiento siempre se hace en el sentido de las manecillas del reloj, que es el sentido en el que se lleva a cabo la digestión en el tubo intestinal, conocido como intestino grueso.

El padre atento no tendrá problemas para seguir el recorrido/posicionamiento en la práctica.

Para obtener mejores resultados, repite tres veces este movimiento durante dos minutos, muy lento.

Serpentina

Este otro movimiento también tiene un efecto relajante que facilita la digestión del intestino delgado.

Coloca los dedos índice y medio de una mano en el ombligo, sube y baja lentamente de una a otra parte del obligo aplicando una presión gradual de aproximadamente 2.5 cm (una pulgada), y siguiendo la forma de una serpentina. El movimiento se realiza a la mitad del vientre (foto 22). Se repite de cuatro a cinco veces aumentando la presión.

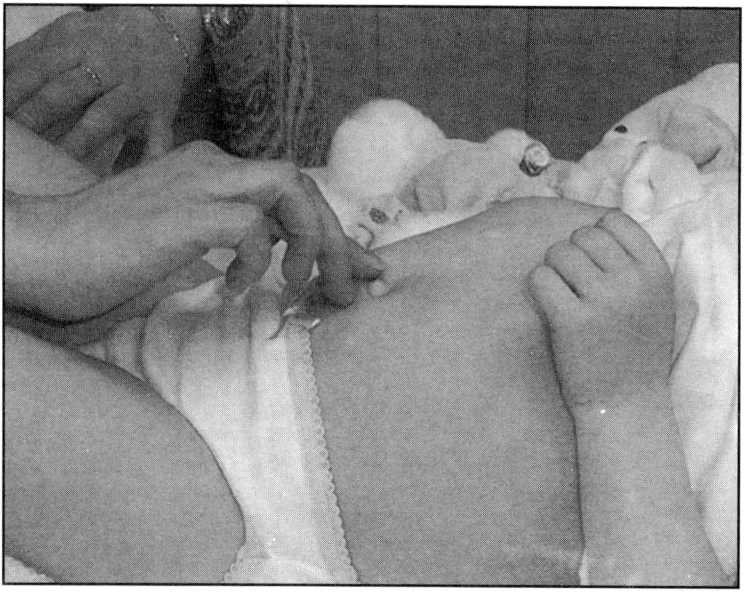

Foto 22

Vibraciones

Coloca la mano extendida sobre el vientre y realiza un movimiento de vibración rápida ejerciendo una ligera presión durante algunos minutos (foto 23).

La serie del movimiento se termina con un suave roce en el vientre y en el pecho, que es la siguiente etapa de la sesión.

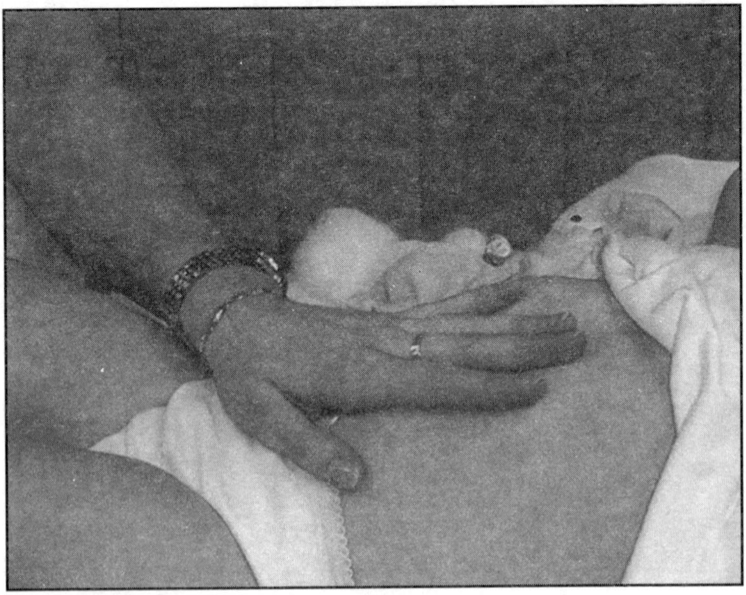

Foto 23

El pecho

El pecho es una región en particular agradable para dar masaje (foto 24). Es una zona sensible del cuerpo, por lo que hay que brindarle más atención y cariño.

El pecho de la niña es más sensible a las acciones, y debe dársele masaje con extrema delicadeza, sobre todo en la pubertad.

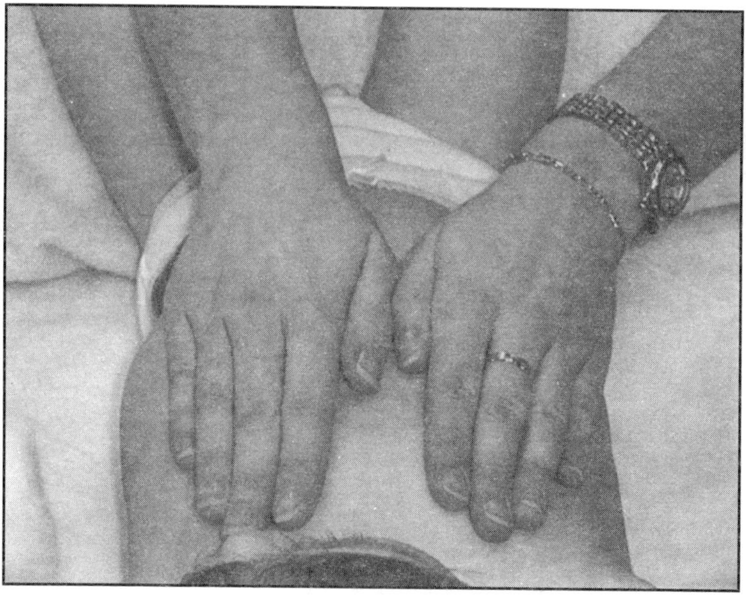

Foto 24

La caja toráxica

Después del roce en todo el pecho, el masaje en la caja toráxica hace trabajar los músculos y de está manera, se relaja mejor la parte superior del cuerpo.

Esta acción se ejerce colocando la mano derecha en el tórax y la izquierda al lado, con un movimiento de vaivén (foto 25).

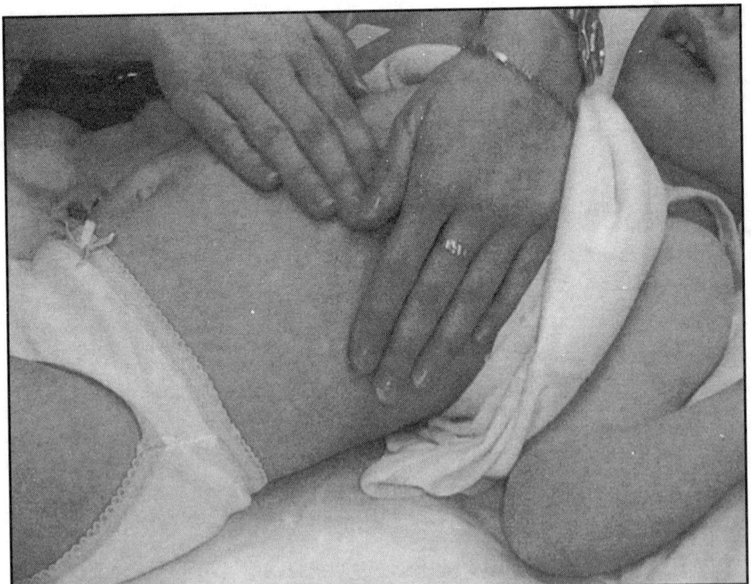

Foto 25

Presión con los pulgares

Para completar la pasiva estimulación muscular iniciada con el movimiento anterior, los pulgares jugarán un papel importante.

Primero realiza una rascadura completa de toda la región lateral. Después, lado por lado, aplica alternativamente una ligera presión con los pulgares (foto 26).

Debes hacer el mismo movimiento de cada lado del pecho durante treinta segundos.

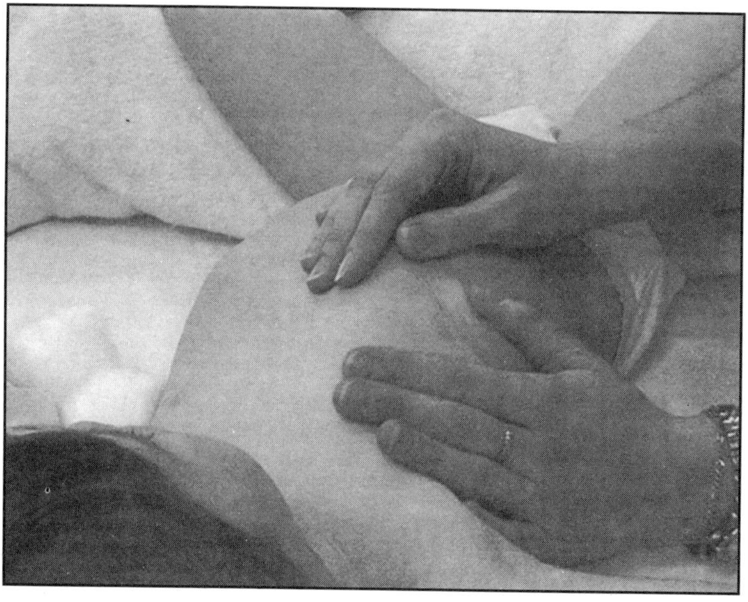

Foto 26

Árbol ascendente

El efecto benéfico del árbol actúa al nivel de la energía del cuerpo — *campos electromagnéticos* —. Físicamente, es muy eficaz para el área del vientre y del pecho (tórax). Es una excelente acción para relajar liberando las tensiones nerviosas frecuentes en la mayoría de los niños.

Después de que efectuaste durante unos segundos el golpeteo en todo el pecho, coloca las manos en la base del vientre. Roza la piel hacia arriba hasta llegar a los hombros y lleva la energía al exterior con las manos. Vuelve a llevar las manos a los lados del cuerpo hasta la posición inicial (fotos 27 y 28).

Hazlo muchas veces (por lo menos 3) aumentando poco a poco la presión durante treinta segundos.

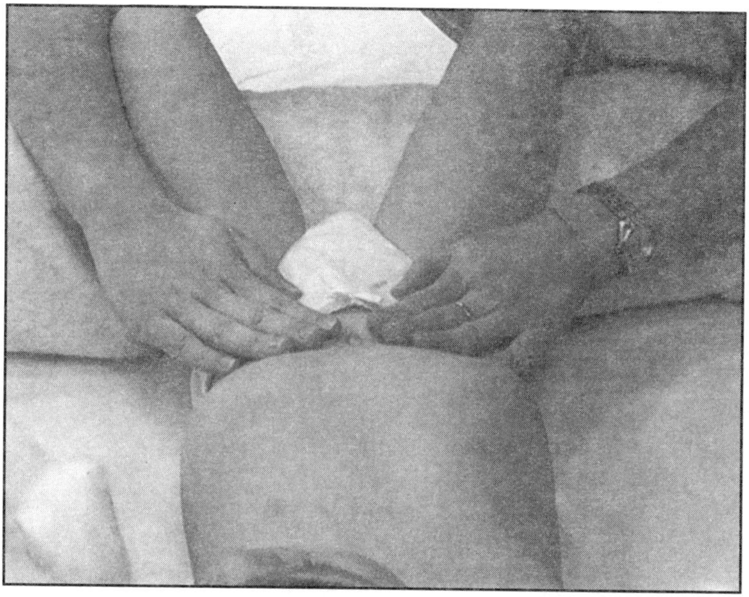

Foto 27

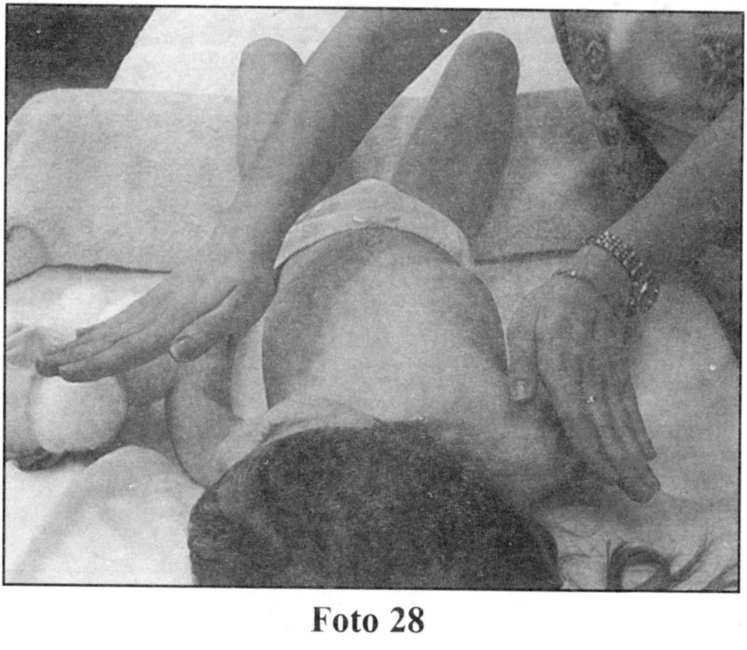

Foto 28

Árbol descendente

La maniobra es a la inversa del árbol ascendente.

El padre se coloca atrás de la cabeza del niño y con las manos en el pecho, desciende hasta el vientre rozando la piel, saca la energía, sube a lo largo de los costados hasta llegar debajo de los brazos, ejerciendo cierta presión en la caja toráxica (fotos 29, 30 y 31).

Repite el movimiento treinta segundos.

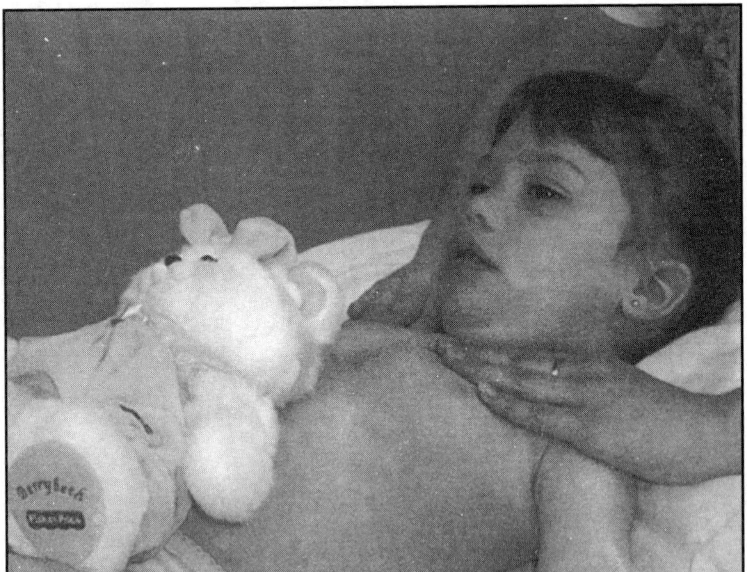

Foto 29

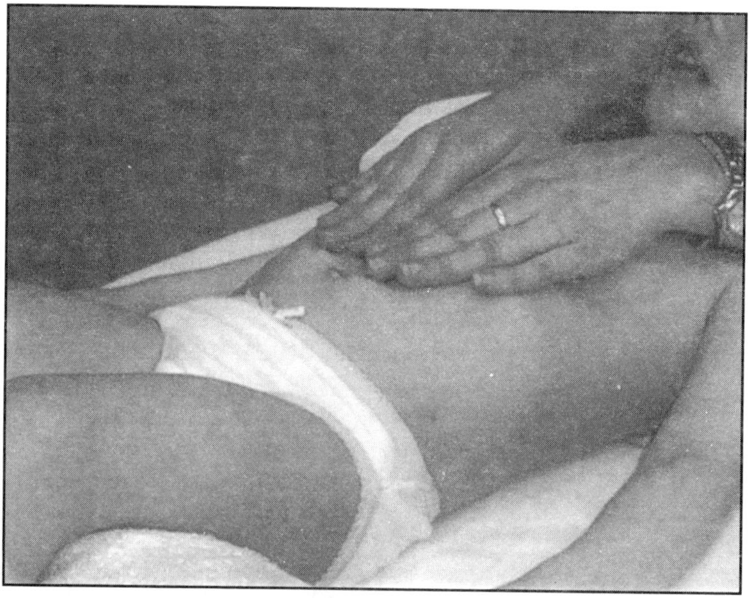

Foto 30

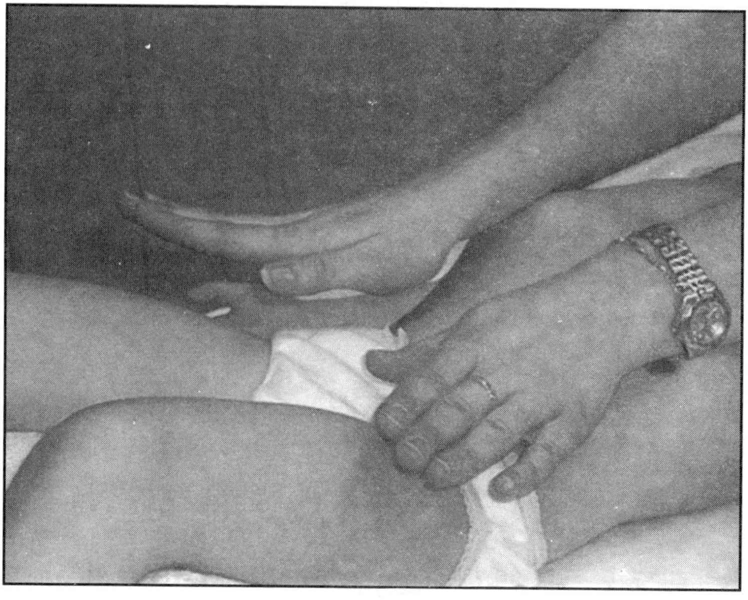

Foto 31

La serie de movimientos que se realiza en el pecho se completa con algunos ligeros golpes de karate, evitando la región de los pezones en el caso de las niñas o las adolescentes.

El masaje en el pecho se termina como los demás, con un roce completo. Enseguida, el padre roza los brazos (el derecho o izquierdo indistintamente) para prepararlos para el masaje.

La mano y el brazo

La mano y el brazo son las partes del cuerpo que más trabajan en el día (sobre todo en la escuela), ya que están constantemente en acción.

La mano tiene un papel importante en el masaje por el calor que desprende (foto 32). Igual que el pie, reagrupa diferentes puntos de energía ligados a determinados órganos del cuerpo.

Después de la relajación de los músculos y de las articulaciones de la mano, el padre procede a la relajación del brazo con una limpieza que facilita la eliminación de los desechos tóxicos hasta el corazón.

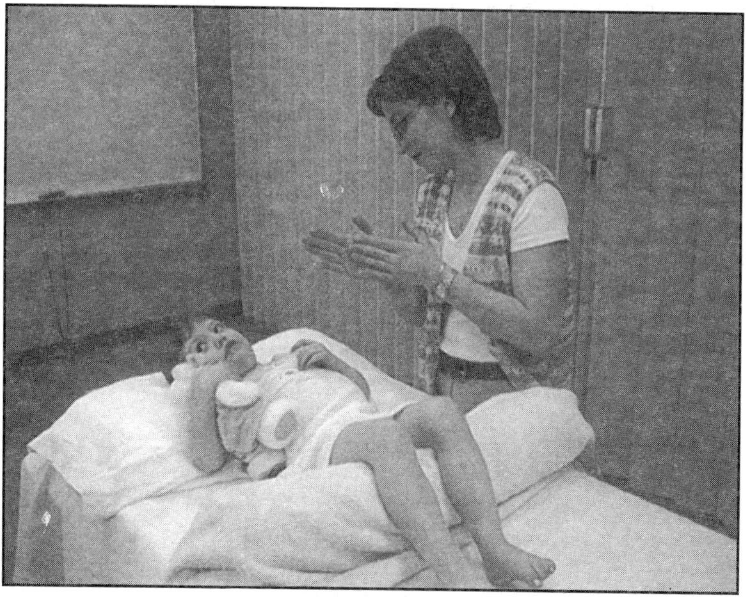

Foto 32

Tracción de las articulaciones de los dedos

La serie de movimientos inicia con un amasamiento de la superficie de la mano, con los pulgares, para prepararla para las siguientes maniobras (foto 33).

Después, toma uno a uno los dedos en la cavidad de la mano para proporcionarle calor relajante.

Jala un poco cada dedo para relajarlos.

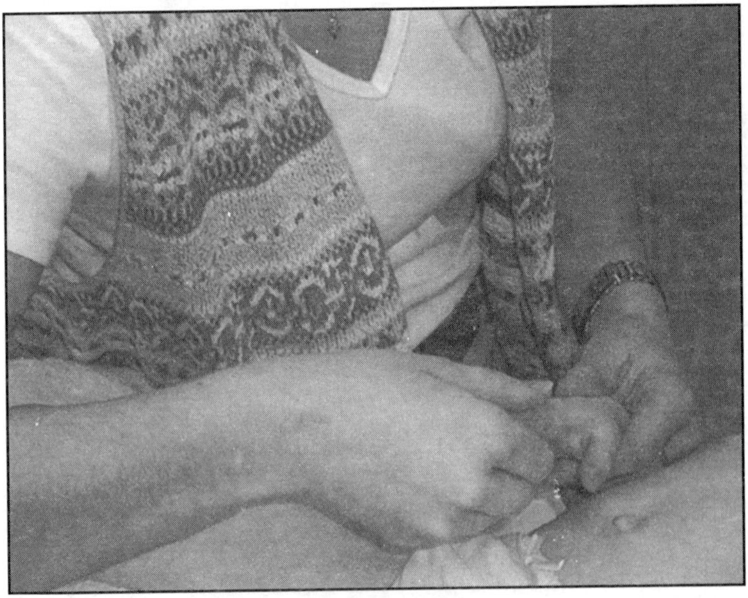

Foto 33

Continúa con una tracción en cada dedo, doblándolos hacia abajo y hacia arriba de manera alternada (foto 34).

Igual que los dedos de los pies, no los fuerces a que truenen, aunque eso haga que liberen tensión – no es obligatorio. Este ejercicio vuelve flexibles a las articulaciones de la mano lubricándolas.

Estas acciones se terminan amasando unos segundos la palma de la mano.

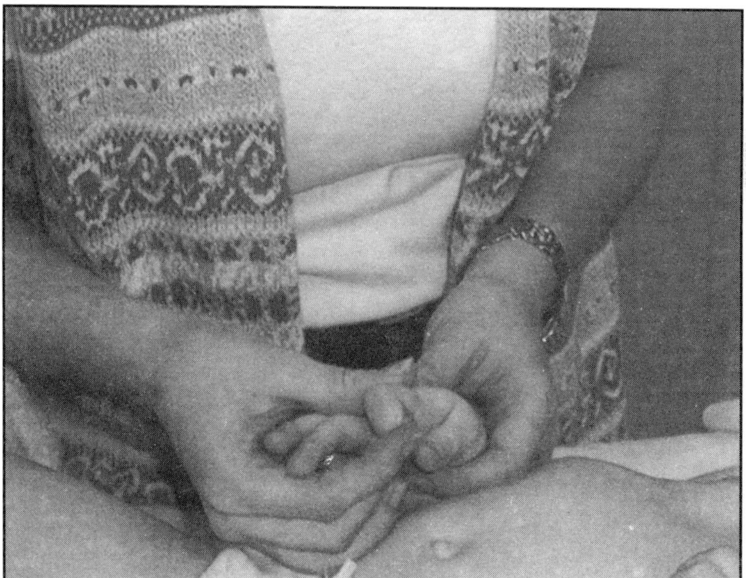

Foto 34

Drenaje del antebrazo

Una vez que la mano del niño está bien relajada, el masaje del brazo se inicia con un roce completo seguido de fricciones, rascaduras, presión con los pulgares, golpeteo y ligeros golpes de karate en la superficie del brazo.

Se dedican quince segundos a cada maniobra.

Su efecto relaja los músculos y activa la circulación de la sangre y con ello, el crecimiento normal de los huesos del niño.

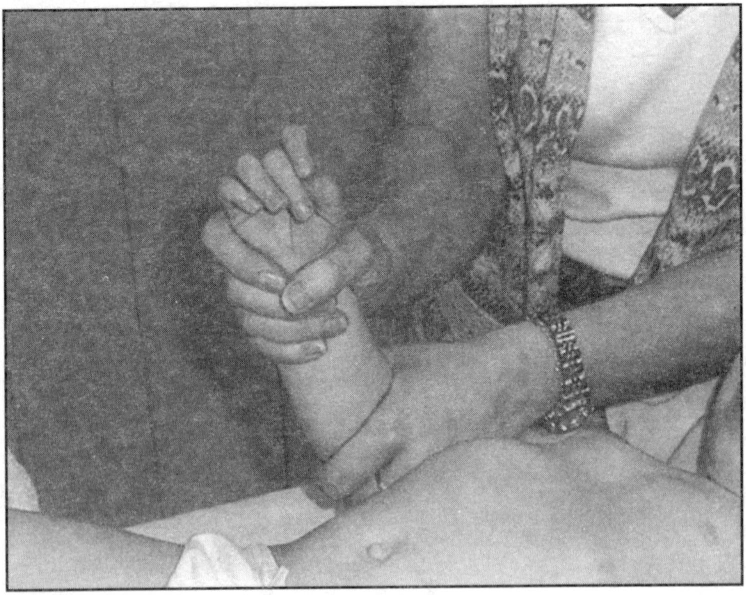

Foto 35

En la posición de inicio (foto 35), el padre desliza hasta el codo la mano enrollada alrededor de la muñeca como un aro, ejerciendo un poco de presión (foto 36). Conserva esta posición unos segundos, suelta y regresa a la posición inicial.

El movimiento se repite veinte segundos para permitir una limpieza profunda.

El efecto producido se parece a una bomba que llevará los desechos tóxicos del brazo al corazón. Dile al niño que este jueguito con el brazo le ayudará a adquirir una buena destreza manual.

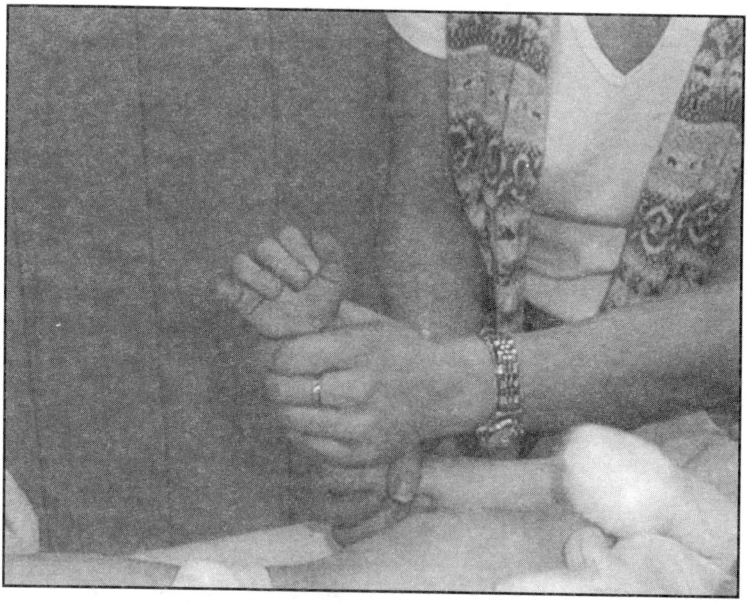

Foto 36

Drenaje del brazo

En el brazo se aplica la misma técnica de limpieza que en el antebrazo. Coloca las manos a los lados del brazo y aplica presión, con un movimiento alternativo, como si fueran dos lijas de carpintero al mismo tiempo, *pero en sentido contrario*. Estos movimientos se terminan con una torsión de todo el brazo, la cual se aplica con una presión media; *la presión de las lijas se hace hacia el corazón* (foto 37).

Nota: El niño al que se le aplica el masaje siempre sabe comunicarnos si las presiones son aceptadas tolerándolas o no. Ajusta la presión de acuerdo con la resistencia de cada infante.

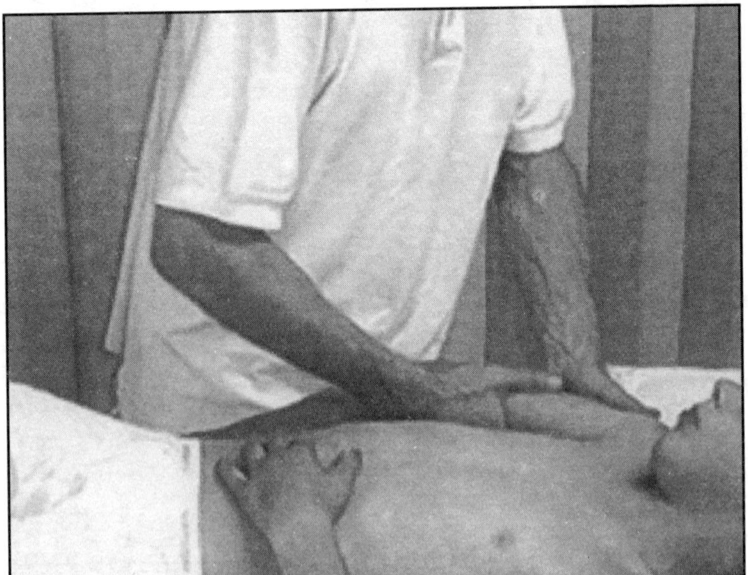

Foto 37

EL CUELLO Y LOS HOMBROS

El cuello es el soporte de la cabeza, por lo tanto es una región muy frágil. En el niño, allí se acumulan suficientes tensiones que provocan dolores de cabeza o migrañas. *(En ese caso, consulta al médico de la familia).*

El padre debe concentrar su atención en las maniobras ejecutadas en el área del cuello, si quiere procurar una mejor relajación de esta importante parte del cuerpo.

La tensión de los hombros indica que el niño está estresado. Entre más tensión hay, mayor es el grado de estrés.

Masaje del cuello

Después de haber acariciado con mucho cariño el cuello para relajarlo, el padre coloca las manos en la parte anterior del cuello, para jalarlo hacia el exterior deslizando la piel hacia la cama de masaje. Este roce con presión media actúa en todos los músculos de la región.

Para la tortícolis, aplica calor seco (con una bolsa previamente calentada en el horno de microondas, por ejemplo) y/o calor húmedo (una toalla mojada en agua caliente).

Trazos y amasamiento del cuello

Siempre con gran delicadeza, aplica una muy ligera serie de trazos (golpes de karate), si el niño los tolera, en la región del cuello donde están los músculos (foto 38).

El padre no debe olvidar mantener los dedos separados; también relaja las muñecas, aumentando poco a poco la presión , sin sobrepasar la tolerancia del niño.

Veinte segundos de cada lado del cuello.

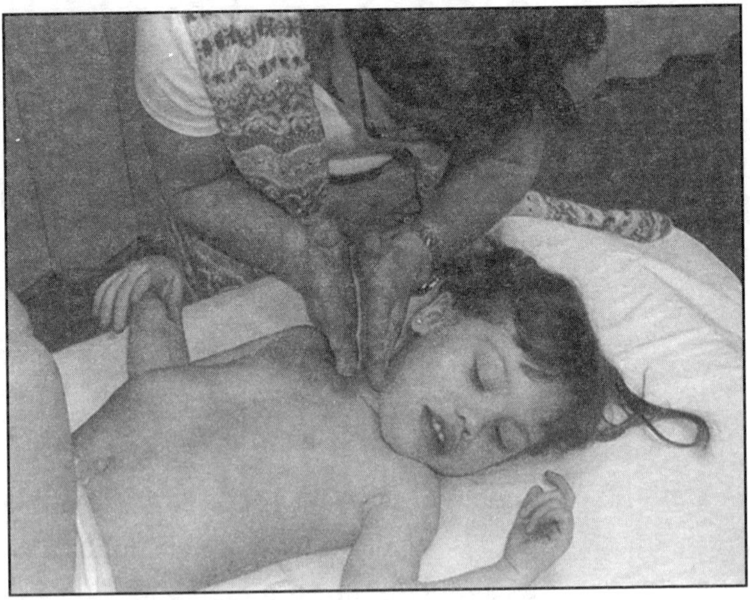

Foto 38

Coloca las dos manos en el músculo situado entre el cuello y los hombros de manera que lo sientas, amasa como si fuera una pasta, con más fuerza cada vez durante dos minutos – hay que hacerlo con profundidad en ambos lados (foto 39).

Como el cuello es el centro de las emociones, el niño puede rechazar esta maniobra. Aceptar su decisión, es respetarlo. Tendrá más confianza en tus gestos de padre transmisor de amor.

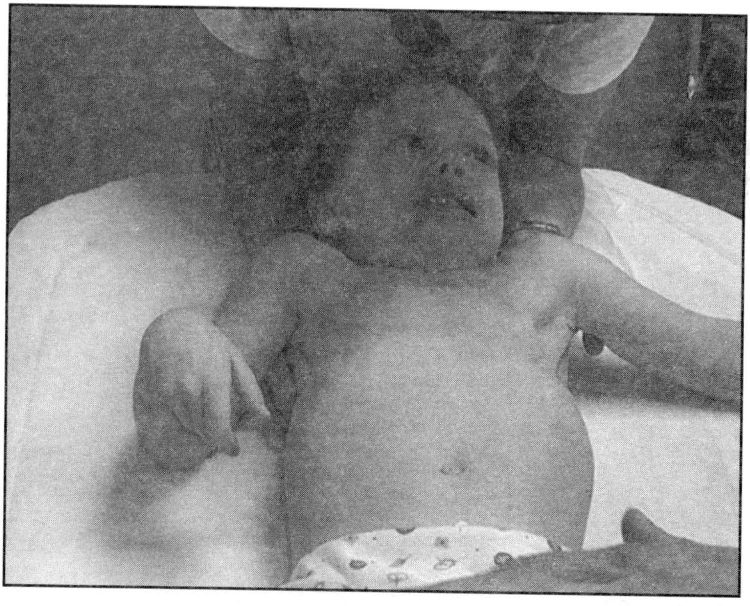

Foto 39

Rotación de los hombros

Los hombros se preparan para la serie de maniobras comenzando con una tracción, que con frecuencia hace reír a los niños por las vibraciones que esta técnica provoca cuando hablan (foto 40).

El masaje de los niños, en esta etapa, se percibe como un juego. *Y con razón...*

El padre se coloca atrás del niño (en su cabeza). Desliza las manos sobre los hombros y efectúa un continuo movimiento de vaivén, entre veinte y treinta segundos, muy rápido, sin violencia; lo que crea una vibración en el niño que por lo general lo hace reír.

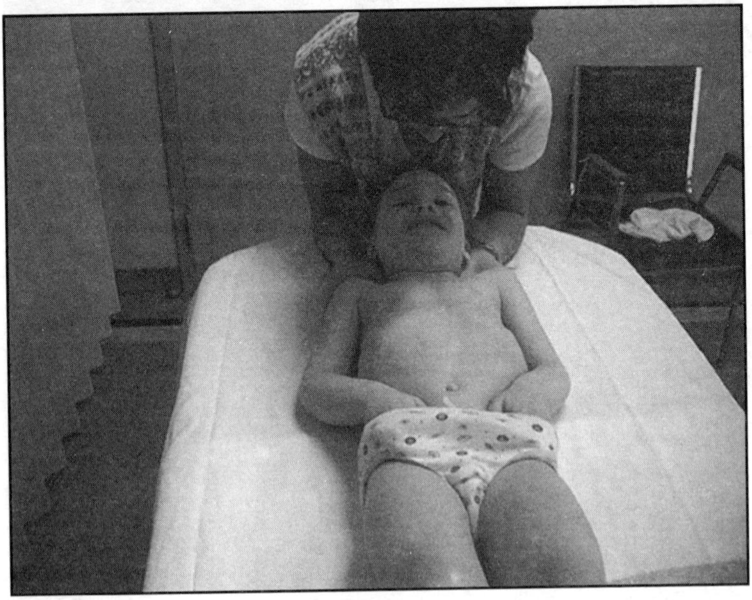

Foto 40

El efecto de este movimiento de vaivén con las manos relaja aliviando las articulaciones del hombro.

Puedes realizar un movimiento de rotación del brazo sosteniéndolo de manera vertical con las dos manos (foto 41).

El padre hace girar el brazo hacia un sentido y hacia el otro, muy lento, sin forzar la articulación, cinco veces en cada sentido.

Este movimiento debe durar veinte segundos.

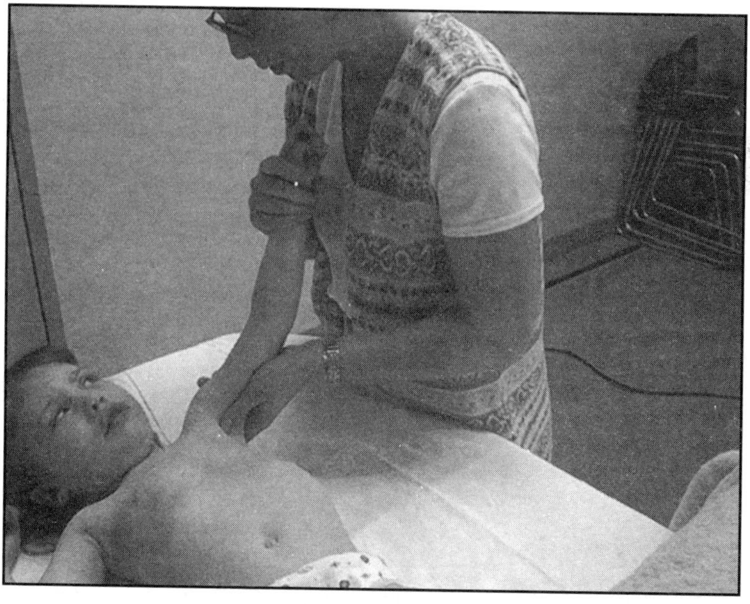

Foto 41

Rotación de los puños

Ahora hay que relajar al máximo los músculos del brazo después del esfuerzo realizado en la última maniobra.

Primero lleva a cabo un amasamiento profundo e intenso de los hombros y el cuello, un minuto de cada lado. Los músculos del cuello y de los hombros están listos para la rotación del puño.

Coloca el puño cerrado en el músculo del hombro (foto 42) y gíralo moviendo los dedos, durante veinte segundos, aplicando una presión media.

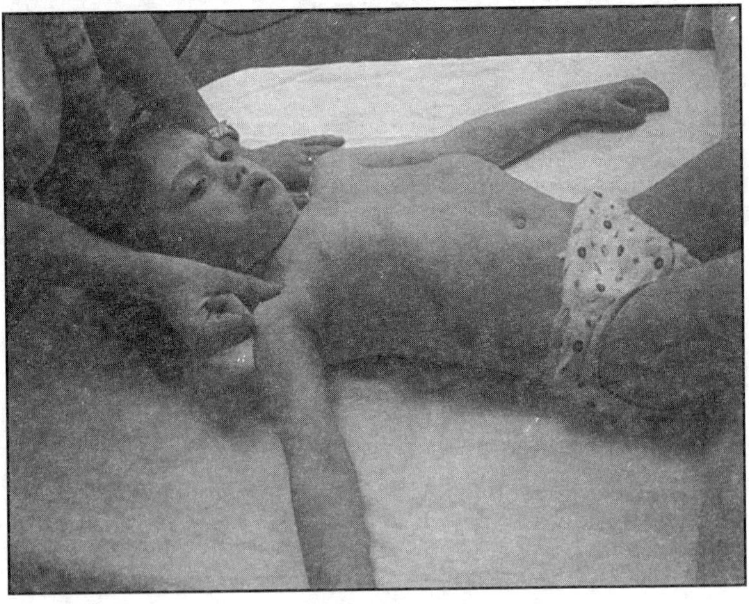

Foto 42

Algunas caricias suaves en la región del cuello y de los hombros, darán el toque final a esta primera parte del masaje integral para niños.

Golosina (foto 43)

La persona que da el masaje puede aprovechar este cambio para descansar un momento, mientras el niño disfruta de sus "golosinas sanas" *(un pedazo de zanahoria, galletas, etc.)*, antes de iniciar la segunda parte del masaje integral: *La fase 2*.

Esta pausa no debe ser muy larga para que no se pierda el ritmo y se conserve la continuidad de la sesión. Unos minutos son suficientes para esta sana pausa.

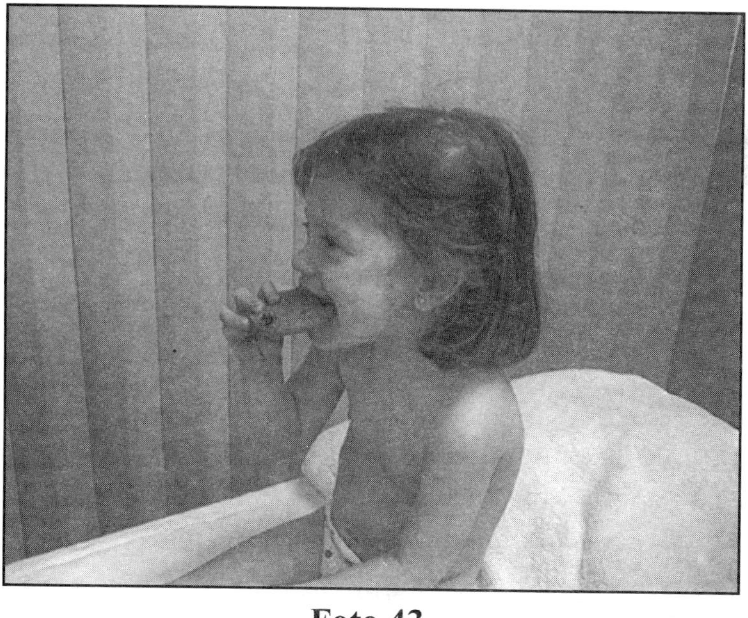

Foto 43

FASE 2
(posición boca abajo)

Colocación del niño boca abajo

Una vez que terminó el masaje de la parte anterior del cuerpo, el padre le pide al niño, con voz dulce y *de cómplice*, que se coloque boca abajo. Enseguida le dice que se arrodille para ponerle un cojín o muchas almohadas bajo el vientre y el pecho (si el niño quiere). En esa posición, las nalgas quedan más arriba que los hombros y éstos más arriba que el cuello.

Nota: A muy poca gente le preocupa el ángulo de la columna vertebral de sus hijos durante el masaje. ¿Sabes que la juventud y la flexibilidad de su espalda depende de una buena postura diaria, incluso en las bancas de la escuela? Deben (y tú debes hacer hincapié a tus hijos) levantar los brazos al menor indicio de incomodidad y de tensión, o colgarse a una rama en el terreno de juego durante dos minutos como mínimo para conservar la buena salud de su espalda. Es muy importante —como padre, *educador, educadora*— que les enseñes esto. Cincuenta por ciento de los niños tienen problemas en la espalda. Conserva ese "bien dorado": *su columna vertebral.*

También hay que levantarle los tobillos para que se relajen lo suficiente.

Con la ayuda de algunos cojines o de una toalla enrollada, haz que los dedos de los pies queden al aire, sin tocar la cama de masaje. Los brazos descansan a lo largo del cuerpo o con el mentón apoyado sobre las manos, como en la foto 44, si esa posición es cómoda para el niño.

Coloca la cara del infante en el orificio formado con una toalla enrollada en forma de dona, para facilitar la respiración por la nariz *(opcional)*.

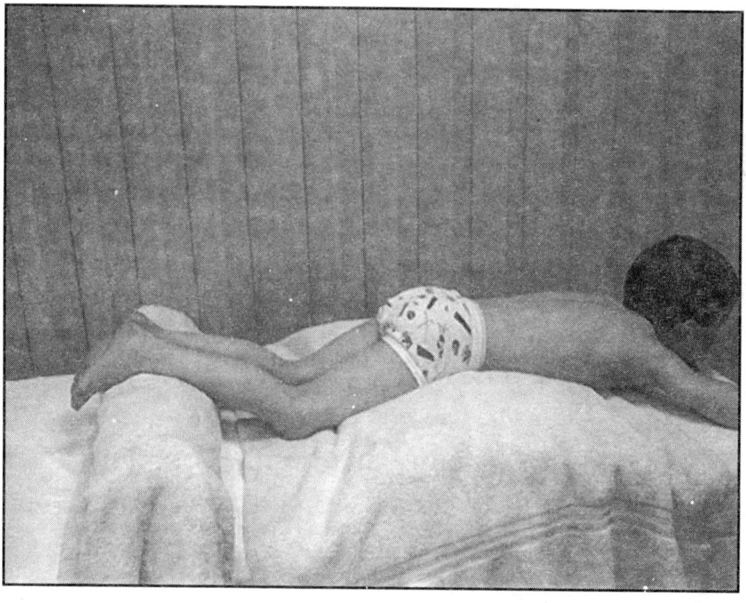

Foto 44

Instrucciones para los padres

Para que se canse menos en el transcurso de esta segunda etapa, el padre debe aprender a utilizar la ternura y las caricias, y el control de su peso corporal para llevar a cabo las maniobras y los movimientos.

Más que hacer fuerza con los brazos, las manos y las piernas, tiene que repartir bien el peso de su cuerpo, y adoptar una posición en la que se sienta equilibrado y muy cómodo.

Cuando sienta que el entumecimiento es más fuerte porque estuvo mucho tiempo en la misma posición dando masaje, no debe tener miedo de cambiarla, aunque con cuidado para que no interrumpa bruscamente el reposo y la relajación del niño.

Antes de iniciar esta segunda fase del masaje, tienes que volver a calentar las manos frotándolas con el aceite, y durante esta operación, no temas decirle al niño qué parte de su cuerpo vas a trabajar y cómo se llama, para que pula sus conocimientos de anatomía.

Procura dar masaje a una región completa antes de pasar a otra. Con el masaje de cada área, el niño tomará conciencia de su cuerpo, etapa por etapa, seguido por el masaje dado de manera consciente con todo tu amor.

La planta y los dedos de los pies

En esta etapa del masaje, las maniobras deben ser más completas.

El masaje de los pies realizado en la *fase 1* sólo sirvió para preparar al niño para los movimientos que siguen. Con la ejecución de ciertas maniobras, la pierna del niño deberá doblarse al nivel de la rodilla, con el fin de facilitar la llegada de la sangre al corazón y permitir así una mejor circulación sanguínea (foto 45).

En la mayoría de los movimientos la pierna permanecerá estirada. (La decisión es de ustedes).

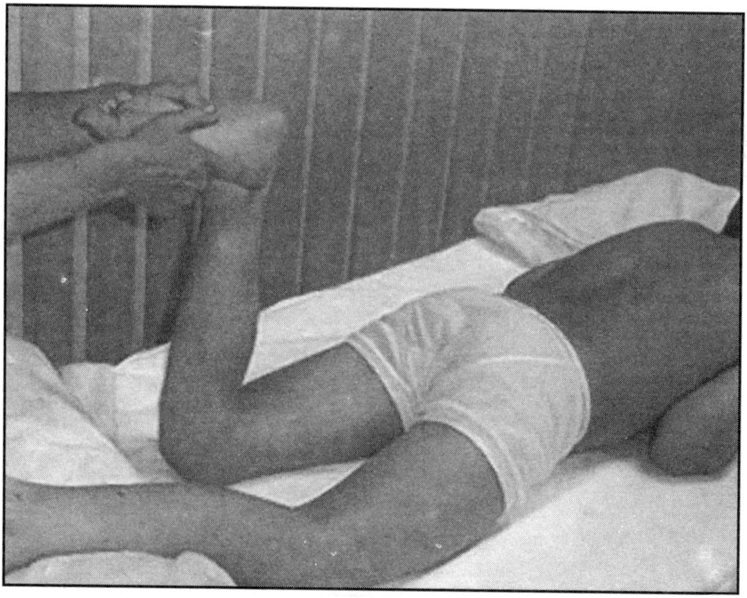

Foto 45

Amasamiento

Abre la serie con algunos minutos de roce, de presión con los pulgares y ligeros golpes de karate en la planta de los pies. Cuidado con el niño al que no le gusta que le toquen esa zona. Así, el juego del masaje seguirá siendo un juego si continúas con el siguiente movimiento, dejando de lado los pies de los niños muy cosquilludos. De esta manera, sigues sin problema con el masaje, pues debes respetar al niño y sus gustos personales.

Para la siguiente maniobra, dobla un poco la pierna y amasa el pie (si el niño lo tolera) en esta posición durante quince segundos (foto 46).

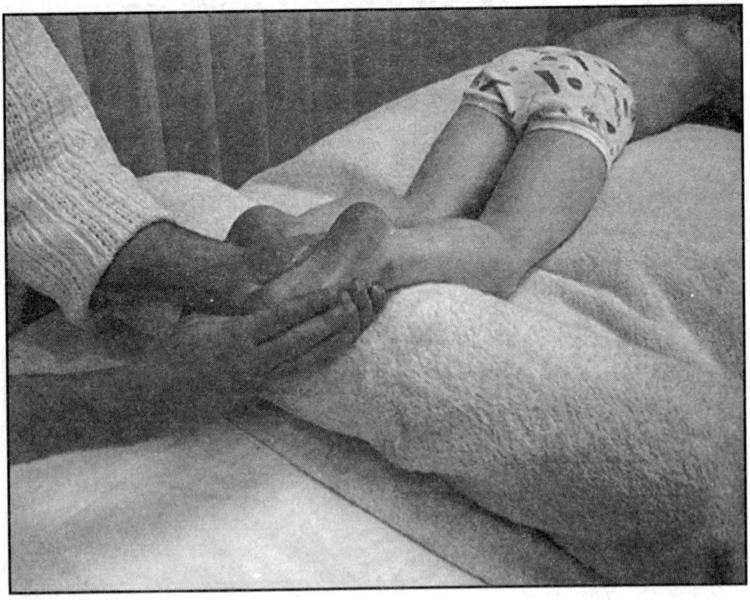

Foto 46

El talón de Aquiles

Sostén el talón de Aquiles entre el pulgar y índice (foto 47), y efectúa un amasamiento en ese lugar por treinta segundos, siempre en dirección al corazón.

Termina con un roce completo en todo el pie y la pantorrilla, para despertar esa zona antes de darle un masaje profundo.

El efecto de este pequeño movimiento que completa el masaje del pie depura la sangre, y mejora la circulación sanguínea de los pies (la región más alejada del corazón, por lo que a veces disminuye la circulación).

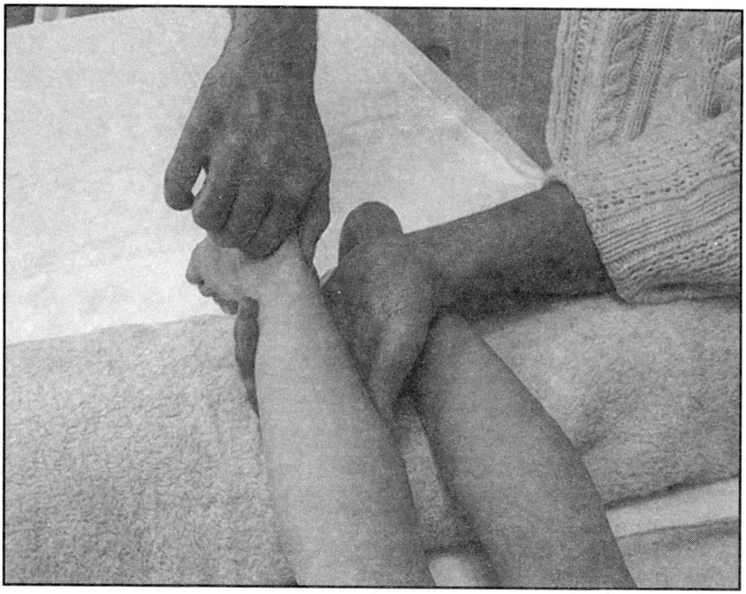

Foto 47

La pantorrilla

Los dolores en las pantorrillas de los niños se deben a una actividad física intensa y prolongada, en la que la acumulación de ácido láctico provoca calambres (en el niño como en el adulto). Por lo tanto, redobla el cuidado y la atención para trabajar esa masa muscular, y no olvides ejecutar los movimientos en dirección al corazón para mejorar la circulación (foto 48).

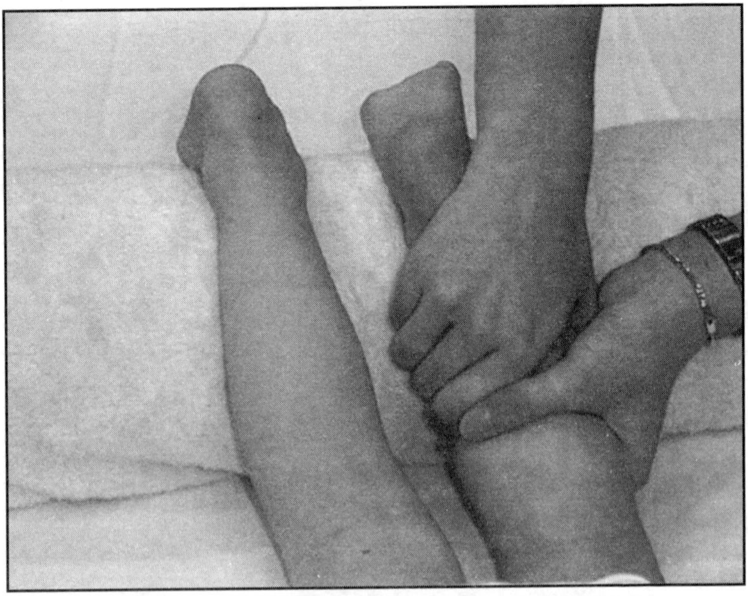

Foto 48

Torsión de la pantorrilla

Comienza a despertar los músculos con un roce suave, sigue con una rascadura y presión con los dos pulgares. Después, coloca las dos manos en la pantorrilla y ejerce una presión fuerte pero tolerable, como si estrujaras una línea (foto 49).

El movimiento debe practicarse durante treinta segundos para lograr su plena eficacia.

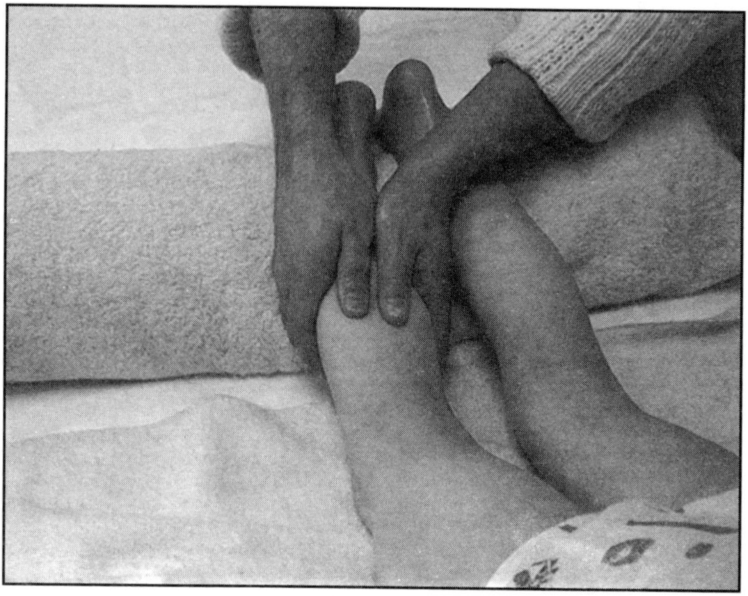

Foto 49

Escurrido

Para "escurrir" , el padre coloca las manos alrededor del tobillo, en forma de aro, hasta llegar a la rodilla ejerciendo fuerte presión veinte segundos (foto 50). Repítelo treinta veces.

El escurrido es muy eficaz para relajar la pantorrilla, con frecuencia cansada por largas caminatas.

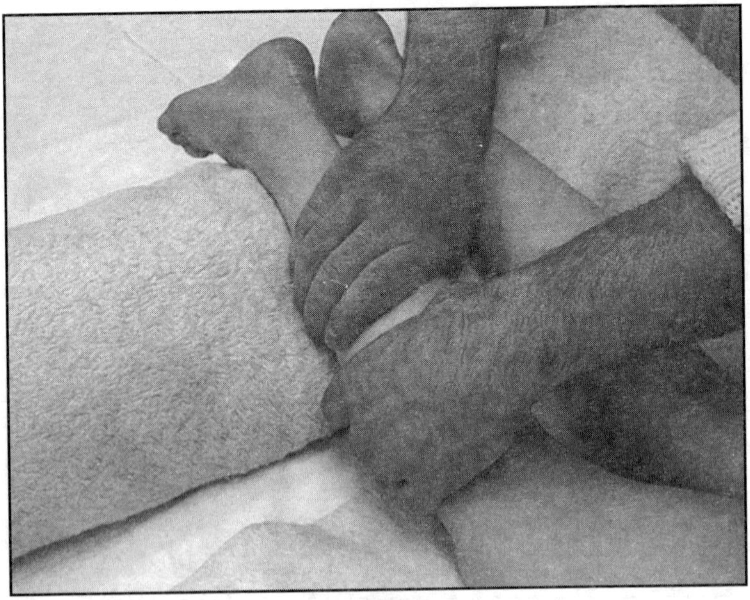

Foto 50

El muslo posterior

Es una zona muy interesante para dar masaje, porque está conformada por muchos músculos.

A todos los niños les gustan los movimientos que se llevan a cabo en la región posterior del muslo. Se da masaje a todos los músculos al mismo tiempo. La musculatura del niño no es tan visible como la del adulto desarrollado, y debe masajearse de manera global. Al darle masaje a todos los músculos al mismo tiempo, el área completa se relajará con esas maniobras.

Escurrido del muslo posterior

Esta acción se realiza de la misma manera que en el muslo anterior, es decir, colocando las manos en forma de aro alrededor del muslo o poniendo las palmas de las manos en el muslo posterior, subiendo con presión hacia los músculos de los glúteos (foto 51).

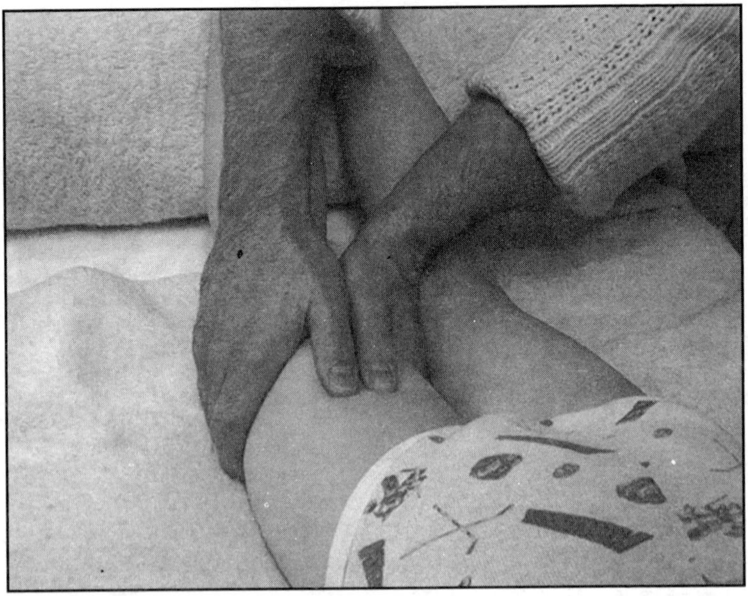

Foto 51

El árbol de la vida

El padre prepara los músculos del muslo de la manera tradicional: rascadura, presión con los pulgares, torsión, golpeteo, ligeros golpes de karate, amasamiento y profundos golpes de karate. Estas maniobras deben preceder al "árbol de la vida" para lograr una mejor relajación de los músculos del muslo posterior.

La maniobra del árbol de la vida se lleva a cabo deslizando las dos manos a lo largo del muslo, de la rodilla a la pelvis (foto 52), y descendiendo a ambos lados para regresar al punto de partida.

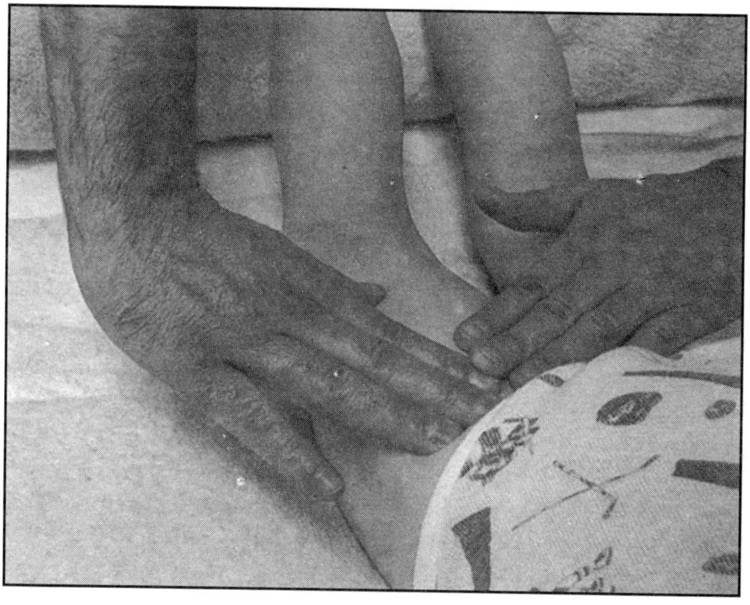

Foto 52

El movimiento es el mismo que el del árbol ascendente del vientre. El padre lo realiza de la manera ya descrita, y además alterna un movimiento de descarga de energía al exterior, una vez que llegó a la parte superior del muslo (foto 53).

La acción dura treinta segundos. El árbol de la vida del muslo tiene una acción benéfica en esa área y es muy estimulante. El efecto sentido es un nuevo periodo de vida, de allí su nombre.

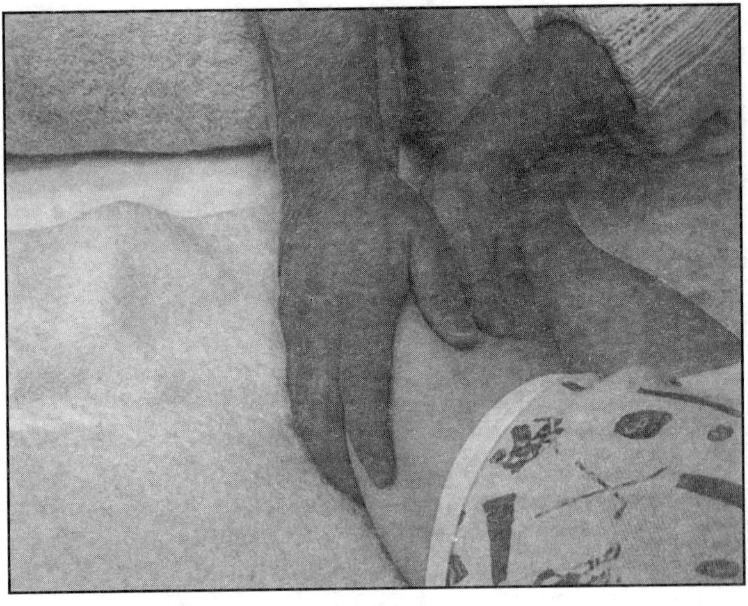

Foto 53

En esta etapa del masaje, el roce completo en la región posterior del cuerpo (de pies a cabeza) permitirá que el niño ingiera una breve colación y que el padre descanse unos minutos (foto 54).

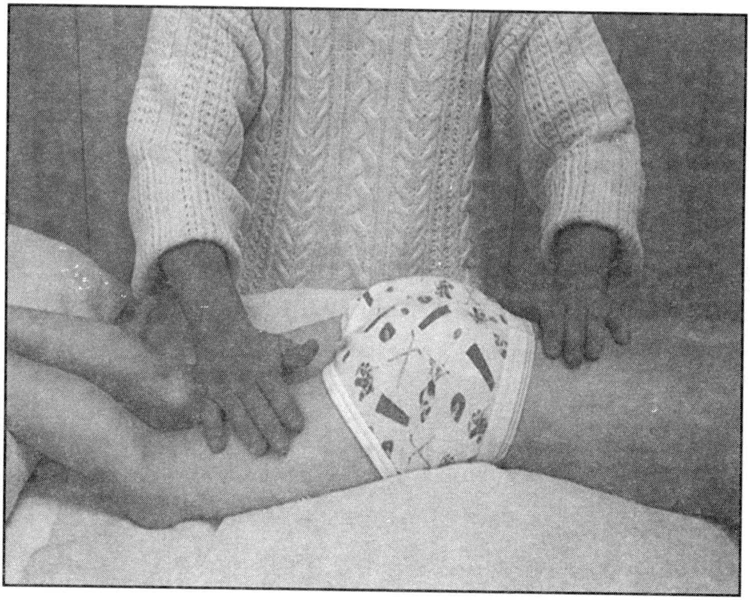

Foto 54

Las nalgas

Es impensable querer relajar el cuerpo y la espalda de tu hijo si ignoras las nalgas. Esta parte del cuerpo se descuida, sin razón, por la connotación sexual que tiene, sobre todo en el periodo del roce. Esta masa muscular es enorme y profunda y debe trabajarse vigorosamente, por supuesto teniendo mucho cuidado de respetar la tolerancia del niño.

Igual que las piernas, empieza por trabajarse una nalga y después se repiten las mismas maniobras en la otra.

Trazos en las nalgas

Los golpes de karate en las nalgas estimulan los músculos, por lo general aplastado por el mucho tiempo que el niño pasa sentado frente a la televisión o la computadora, en la escuela o la casa.

Inicia primero con una rascadura, presión con los pulgares, un poco de golpeteo y algunos golpes de karate ligeros, durante un mínimo de treinta a sesenta segundos. Después masajea con mayor profundidad el músculo del glúteo, amasando como si fuera una pasta. Termina con algunos golpes profundos de karate, tolerables para el niño, aplicando una presión mayor que en el caso de los golpes de karate ligeros (foto 55).

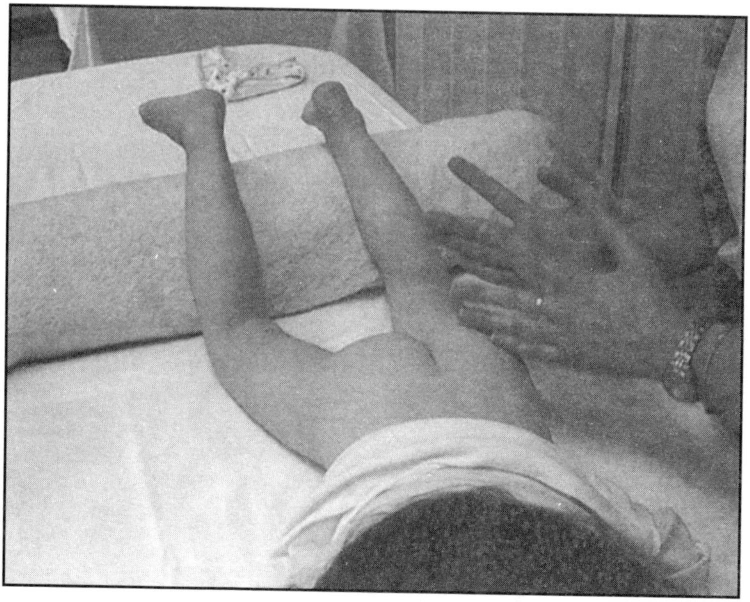

Foto 55

Tensión-pellizco

Para evitar los enrojecimientos y los pellizcos durante la maniobra, usa un poco de aceite.

Con la yema de los dedos colocados en la nalga del niño, el padre realiza un movimiento de pellizco hacia el exterior, deslizando los dedos hacia el centro de la superficie elevada (foto 56).

El movimiento se realiza rápido y alternando una mano con la otra durante quince segundos.

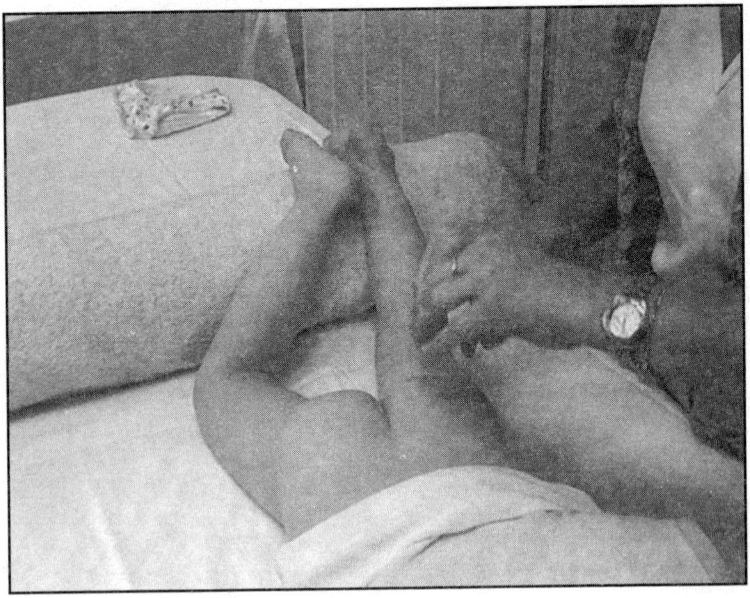

Foto 56

Para añadir un toque más relajante, apoya una mano en cada nalga haciendo un movimiento vibratorio muy rápido por quince segundos (foto 57).

La serie se termina con un roce completo de las dos piernas y la espalda, para estimularla antes de empezar a darle masaje. La tensión-pellizco tonifica los nervios del niño.

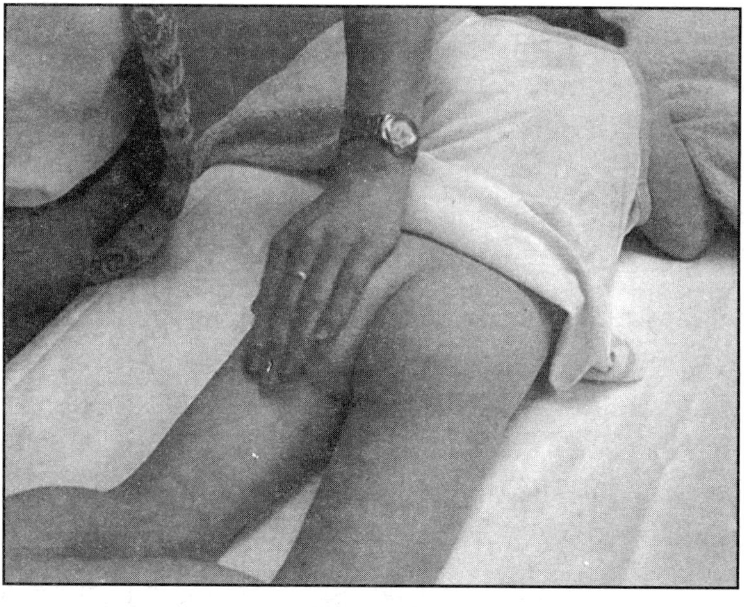

Foto 57

La columna vertebral (llave de la vida)

La relajación de todo el cuerpo del niño depende en gran parte de tu habilidad en el masaje vertebral. La estructura de la columna vertebral del niño es sensible y frágil, sobre todo a corta edad. Es flexible y compleja, de allí la importancia de un masaje adecuado, como el que presentamos en este libro.

Esta región se debe trabajar con extrema delicadeza. Así es, los huesos de la columna (vértebras) son muy frágiles en los niños. Pero la naturaleza prevé todo, y es poco común que el infante esté sujeto a deformaciones (salvo las congénitas).

El padre debe efectuar presión sólo a los lados de la columna, de lo contrario podría provocarle al niño un desplazamiento de vértebras. Asegúrate de seguir al pie de la letra el procedimiento del masaje de la columna y no habrá ningún problema. Los músculos que se ubican al lado de la columna son los que deben recibir el masaje.

Hay que redoblar la prudencia en la aplicación de los movimientos cuando se trata de un niño con una deformación en la columna vertebral. Las siguientes técnicas son apropiadas para todas las espaldas, no importa su estado. Si el masaje está bien hecho, los niños lo pedirán.

El objetivo del masaje es relajar los músculos y las articulaciones, y no poner los huesos en su lugar.

Deja ese trabajo a los profesionales: osteopatas, quiroprácticos, ortopedistas, fisioterapeutas vertebrales.

Presiones profundas

Antes de aplicar presiones profundas, prepara la espalda para recibir el masaje de la columna a través de presiones ligeras en los músculos situados a los lados de las vértebras, de abajo hacia arriba, con la yema de los dedos en forma de "V" (foto 58) durante dos minutos.

Esta maniobra libera la tensión de la espalda frecuente en los niños muy agitados. El padre continúa enseguida con otra presión, un poco más profunda esta vez.

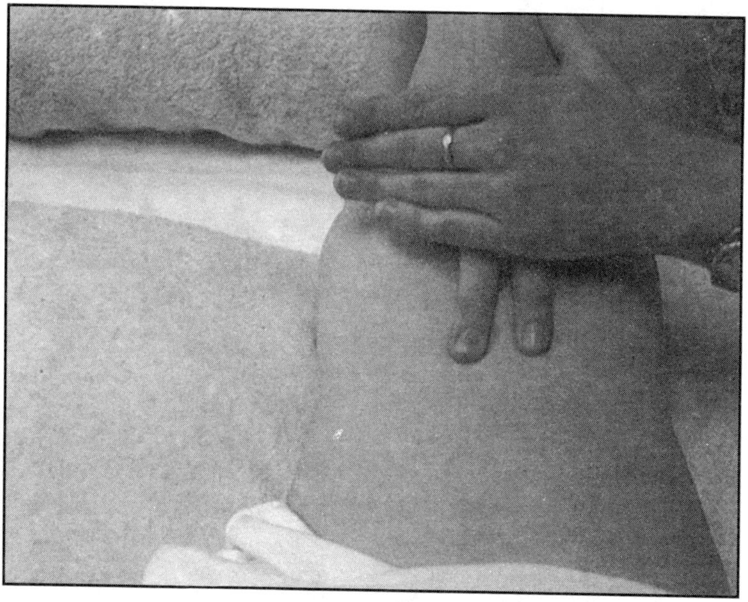

Foto 58

Presión deslizando los pulgares (¡Qué maravilla!)

Antes de pasar a la presión deslizada con los pulgares, prepara el área colocando las palmas de la mano en los músculos a ambos lados de la columna, y desliza las manos de abajo hacia arriba, de manera alternada, durante dos minutos (foto 59).

Debes poner atención a esta sensible región para evitar lastimarla. Así es, los costados están en contacto directo con la piel, no tienen una capa muscular de protección —en particular en la parte anterior del cuerpo del niño.

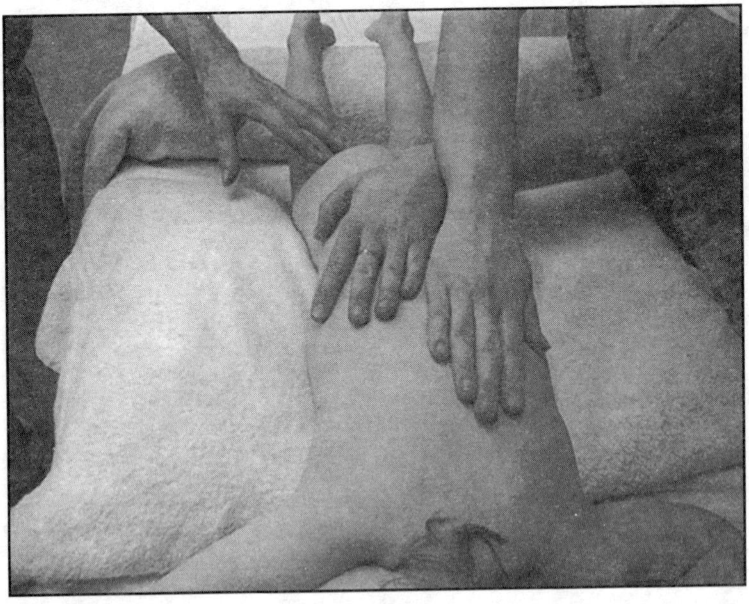

Foto 59

Presión con los pulgares

Después de despertar la espalda del niño con el roce y la rascadura diez segundos cada uno, el padre aplica presión, con ambos pulgares, en toda la región de la espalda, con una duración de dos minutos (foto 60).

Estas maniobras se completarán con un poco de golpeteo y algunos golpes de karate, con el fin de liberar a los pulmones de secreciones que se acumulan en la sesión de masaje. Algunos golpes de karate con ligera presión serán suficientes en esta etapa del masaje.

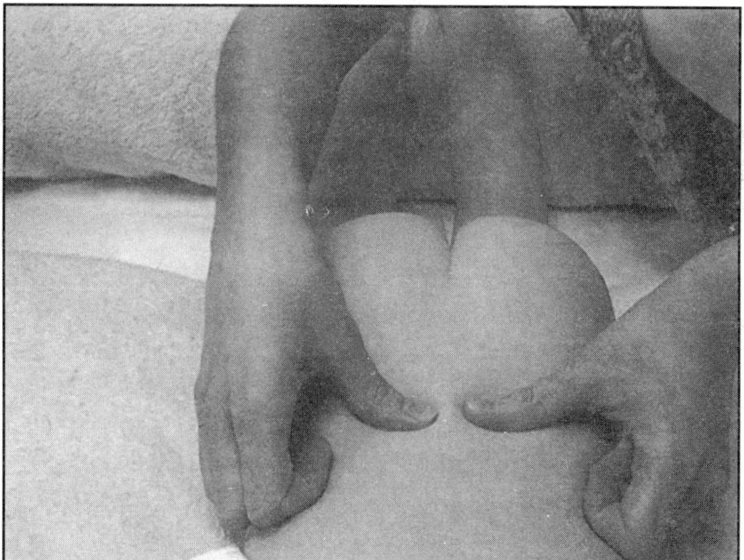

Foto 60

El "8"

Esta maniobra es agradable y divertida para el niño y para el padre que da el masaje integral.

Para mejores efectos, inicia relajando los músculos que están a los lados de la columna, al nivel de la espalda baja *(región lumbar)* (fotos 61 y 62).

Unos ligeros trazos (golpes de karate) en la misma región de la espalda, producirán en el niño cierta relajación.

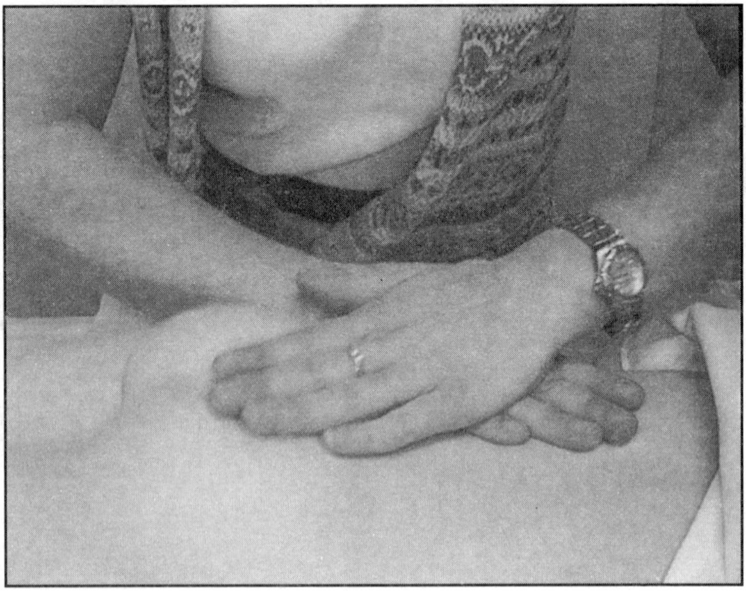

Foto 61

Para realizar el "8", el padre coloca las manos a los lados de la espalda, a la altura de los hombros.

Las manos descienden cubriendo la superficie de la mitad de la espalda y se cruzan para volver a descruzarse, continúan descendiendo hasta la pelvis para así cerrar el "8".

Esta técnica abarca la superficie de la espalda y produce su completa relajación, asegurando cierta actividad sanguínea en la superficie y la profundidad de la piel, siempre de acuerdo con la presión empleada y tolerada por el niño masajeado. (fotos 63 y 64).

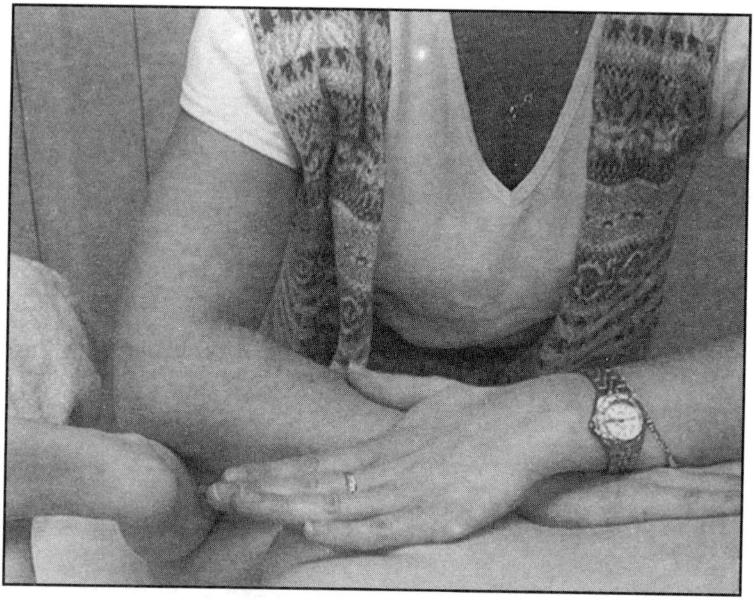

Foto 62

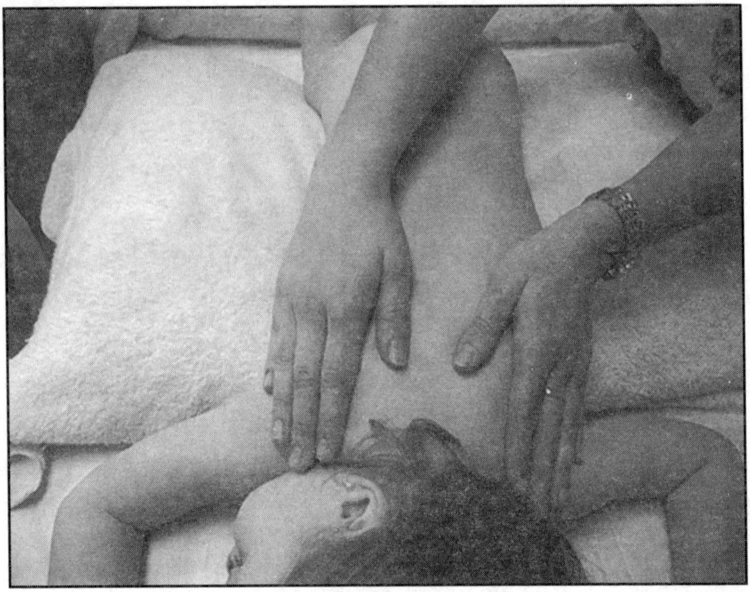

Foto 63

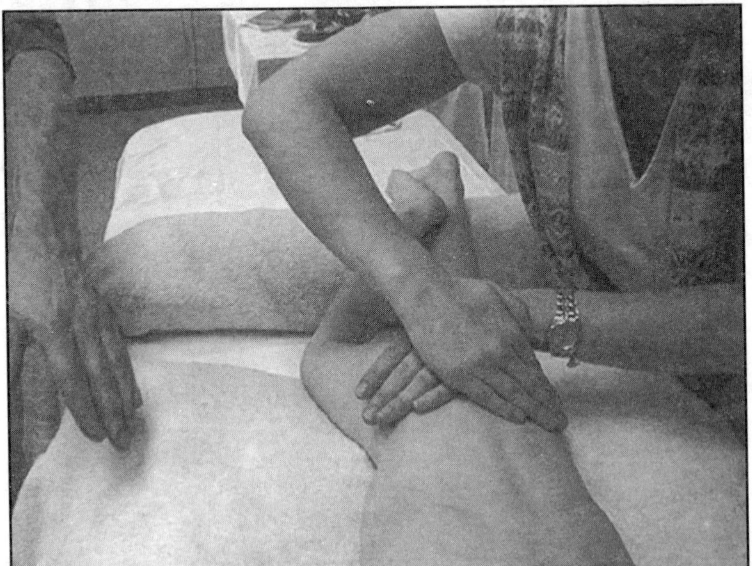

Foto 64

El árbol de la espalda

El árbol de la espalda se efectúa de la misma forma que el árbol del vientre.

Colocando las manos en la base de la espalda, aplica roces hasta los hombros, saca la energía de los lados al exterior, y después lleva las manos al punto de partida a lo largo de los costados de la espalda, sin perder contacto con el niño (fotos 65, 66 y 67).

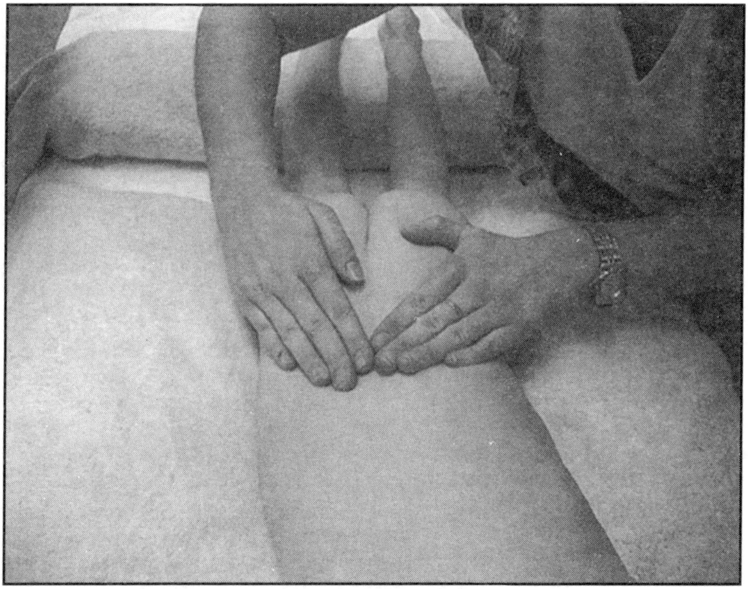

Foto 65

Para un efecto aún más relajante, puedes hacer una variante, haciendo una ligera tracción de los hombros (jalándolos un poco hacia arriba, sin forzarlos). Enseguida regresa al punto de partida. Es bueno alternar una tracción y una expulsión de energía.

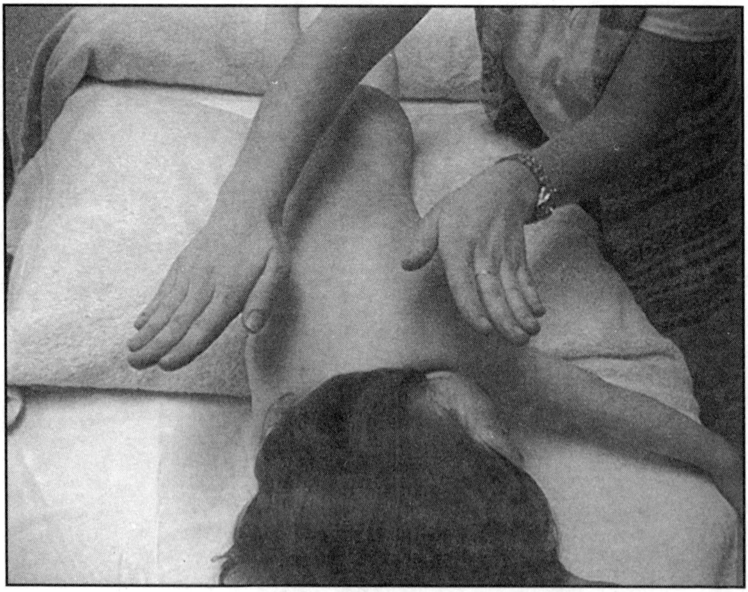

Foto 66

Haz torsión-pellizco a la altura de los hombros —sólo si el niño lo tolera—, y un roce completo, de los pies a la cabeza, para concluir la serie. El roce en la cabeza preparará esta región para la *fase final*, que dará por terminado *el masaje integral para niños* con una nota relajada y tranquilizadora.

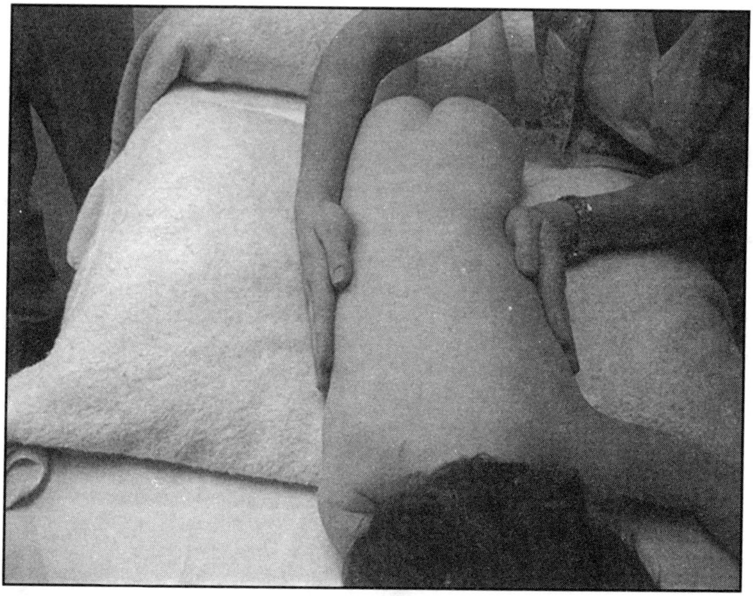

Foto 67

La parte posterior del cuello y de la cabeza

El masaje en la cabeza es muy importante. El cerebro del niño es el centro de control del aprendizaje y del conocimiento, y se modifica continuamente; requiere un reajuste frecuente. Con este momento privilegiado de relajación que aporta el masaje, puedes darle ese regalo.

Las maniobras que se presentan a continuación, sirven para aliviar dolores de cabeza más rápido y más fácil, pues disminuyen su frecuencia.

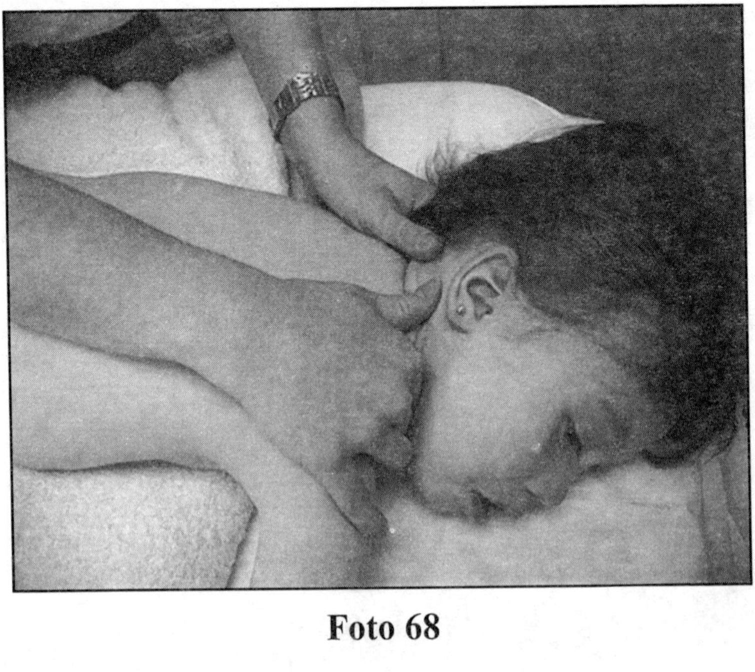

Foto 68

Esta relajación se realiza en dos tiempos. Primero, se inicia con el alivio de la parte posterior del cuello (zona que no se tocó en la primera fase del masaje), y sigue con la estimulación de la parte trasera de la cabeza.

Después del roce completo de la región posterior del cuello, el padre coloca los pulgares en el hueco del centro del cuello, al nivel de la base de la cabeza, y los desliza a cada lado con una ligera presión pasando por el cuello y los omóplatos. Esa acción relaja los músculos (foto 68 y 69).

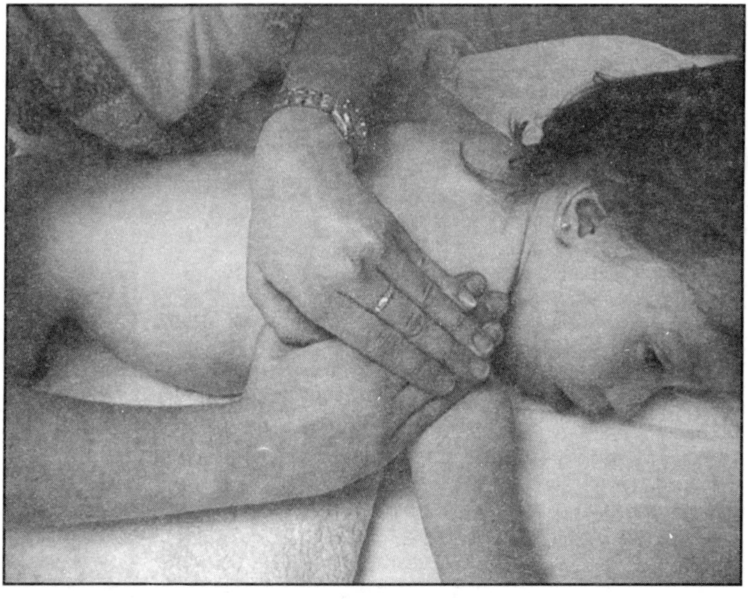

Foto 69

Amasamiento del cuello

Unos segundos de suave rascadura en la parte posterior del cuello, despertarán los músculos antes de darles un masaje profundo. La serie se concluye con el amasamiento de los músculos de esa área durante veinte segundos, después vuelve a aplicar un roce suave en toda la región (foto 70).

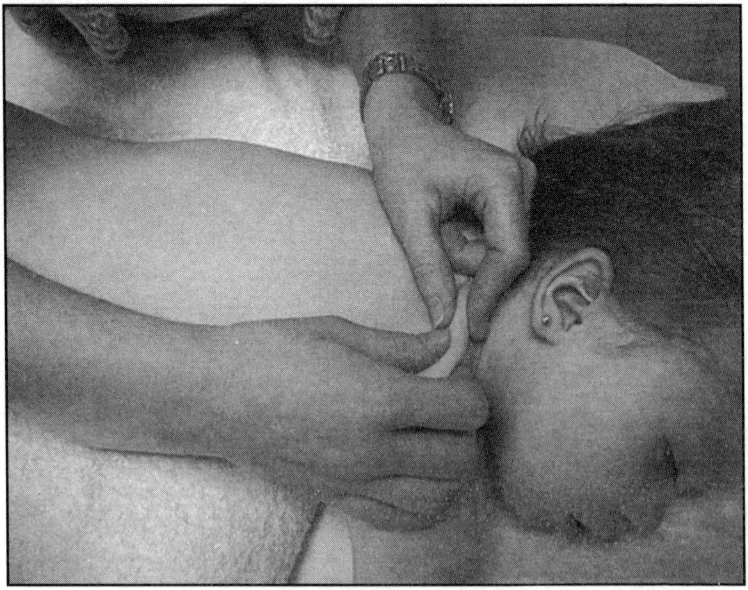

Foto 70

Rascadura en la cabeza

Continúa con el roce en el cuello pasando muy ligeramente las manos por toda la cabeza.

Sin perder contacto con ella, cambia el roce por rascadura en el cuero cabelludo del niño (foto 71).

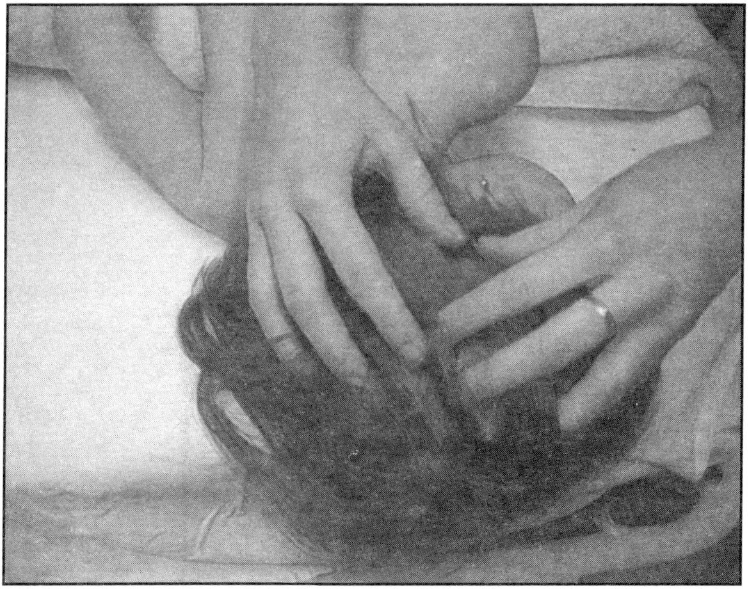

Foto 71

La oreja

La oreja está rodeada por muchos puntos de acupuntura. Para estimularlos, basta con frotar rápido la parte anterior de la oreja. Después, aplica los mismos movimientos en la parte posterior (foto 72).

Con la yema de los dedos, termina jalando un poco el pabellón de la oreja hacia arriba, abajo y atrás.

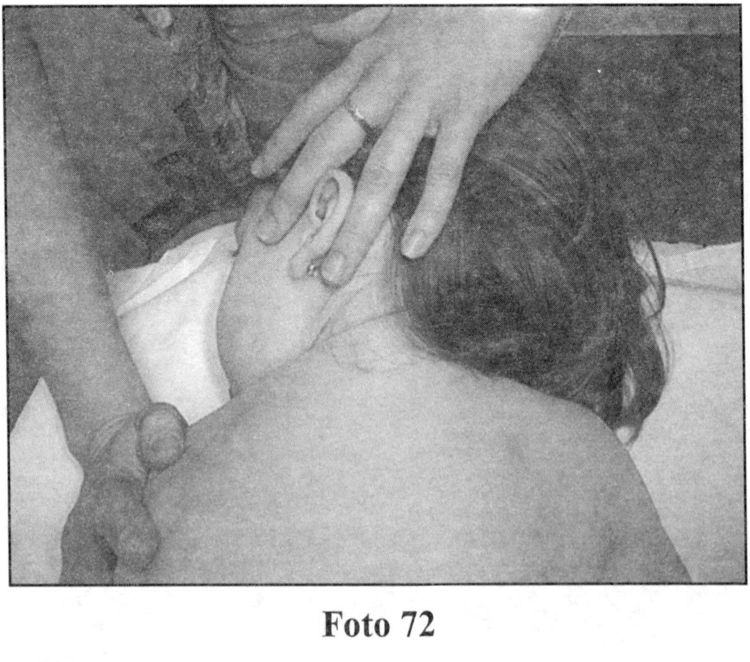

Foto 72

FASE FINAL

Llegamos a la **tercera y última fase** del *masaje integral para niños*. Es aquí donde el padre pone el toque final a su "obra"; ahora está listo para concentrarse en las últimas acciones a realizar en la cara del niño.

El potencial sensorial de la cara no es muy conocido en Occidente, pero en Oriente se sabe que ese lugar es rico en meridianos de acupuntura. Por lo tanto, para el niño es una experiencia estimulante y enriquecedora a la vez.

Por los muchos estímulos que el cerebro del niño, cada vez más consciente de su cuerpo, almacena durante todo el masaje, terminamos la sesión con el masaje de la cara.

El infante logrará un equilibrio completo y tendrá acceso a la salud global gracias al masaje recibido.

LA CARA

Estiramiento de la cabeza

Esta primera maniobra de la serie tiene como objetivo relajar la columna vertebral. El niño está recostado de espaldas, y el padre masajista coloca las manos al nivel del maxilar inferior y lo toma con suavidad. Con un movimiento suave de estiramiento hacia él, el padre manipula con delicadeza sin forzar y queda inmóvil de dos a tres segundos, después suelta (foto 73). *(Vuelve a hacerlo otras dos veces para lograr el efecto completo de relajación).*

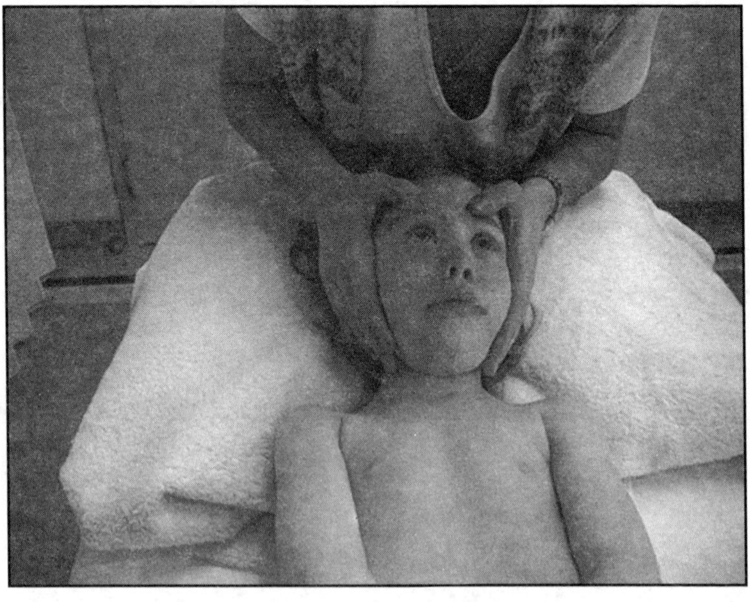

Foto 73

Esta **segunda fase** del *masaje integral para niños* termina con un roce completo de la superficie del cuerpo del niño, de pies a cabeza, durante algunos segundos. Una vez más, el padre puede aprovechar este periodo de roce para dar al niño, después, la siguiente colación y prepararlo, gracias a esta pausa, para recibir la *fase final*.

Masaje de la frente

Coloca los dedos en el centro de la frente del niño (foto 74) y deslízalos con delicadeza a ambos lados hacia la sien, para terminar trazando un círculo con la yema de los dedos en las sienes (foto 75).

Esta acción libera la tensión de los músculos de la frente, si se efectúa durante veinte segundos. Repite el movimiento, pero esta vez sigue las cejas (foto 76).

Este masaje tiene como objetivo la relajación del área de los ojos.

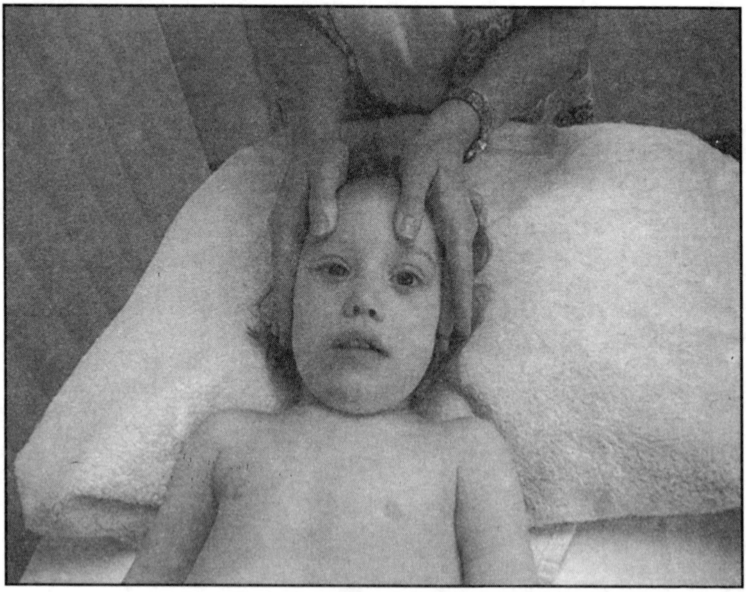

Foto 74

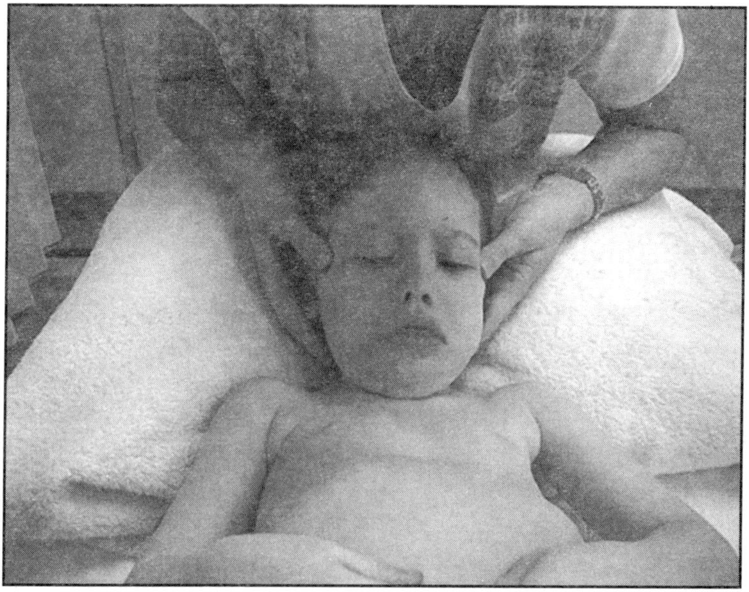

Foto 75

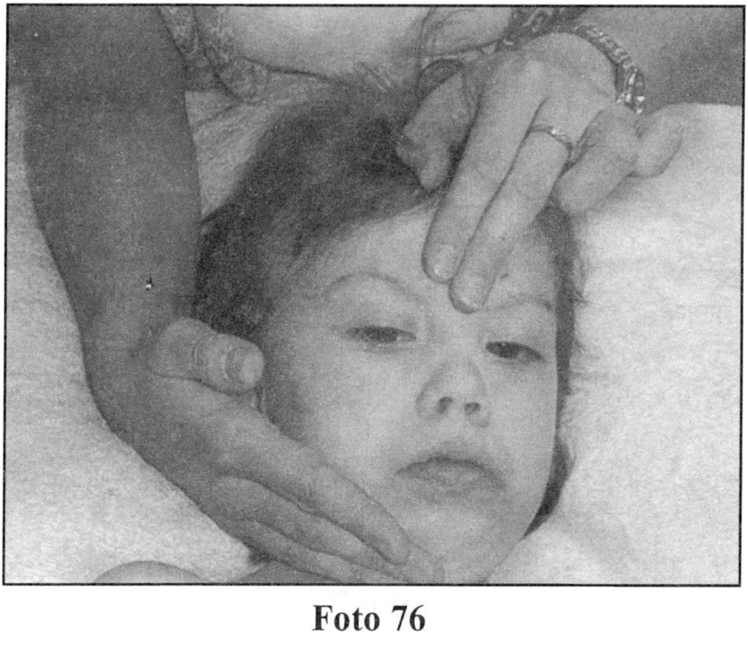

Foto 76

Los labios

Con ayuda de los pulgares, sigue el maxilar por debajo del labio superior del niño ejerciendo una ligera presión deslizada. Vuelve a iniciar el movimiento en el labio inferior, llegando hasta el mentón (foto 77).

También puedes terminar el masaje de esta región aplicando ligeros golpeteos en los huecos de las mejillas. Para ello utiliza tres dedos que se muevan en su lugar, como lo haría una persona que corre en una caminadora.

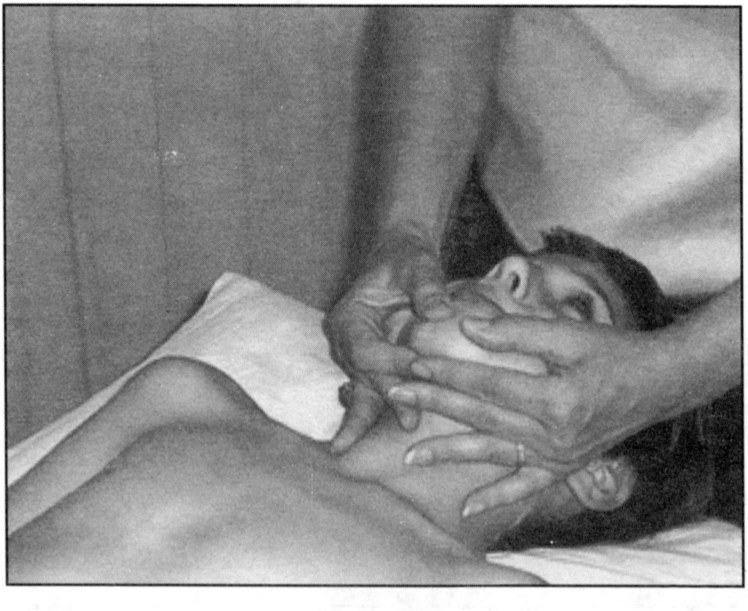

Foto 77

Bioplasma del ojo

El siguiente movimiento no requiere el contacto físico del padre con la cara del niño. El efecto del bioplasma del ojo se da al nivel de la circulación de energía sutil en el cuerpo del niño, *su energía vital.*

Frota las manos juntas, con fuerza, hasta que estén bien calientes; de inmediato colócalas debajo de los ojos del niño sin tocarlo (foto 78).

El calor generado por las manos no será sentido por el niño quien, de naturaleza muy receptiva, percibe el intercambio de energía efectuado en su aparato visual interno y su tercer ojo (glándula pineal).

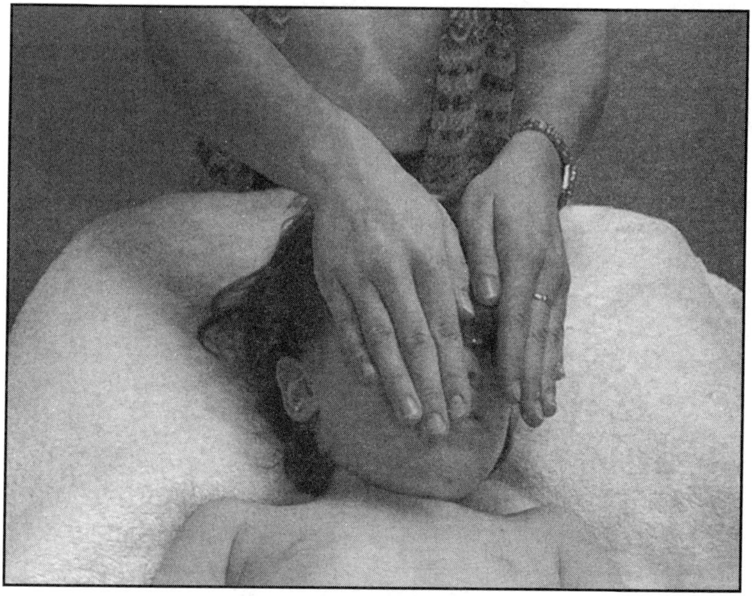

Foto 78

El toque espiritual del "niño Jesús"

Este último toque está simbólicamente ligado a la espiritualidad del niño; no tiene que ver con los masajes, pero la mayoría de los grandes terapeutas lo emplea con éxito.

De acuerdo con la tradición oriental y ayurvédica de la India, en la frente se localiza un punto de energía intensa, entre los dos ojos, en la raíz de la nariz, que une a los dos mundos, el material (el cuerpo) con el espiritual (la personalidad), en todos los seres humanos: el tercer ojo.

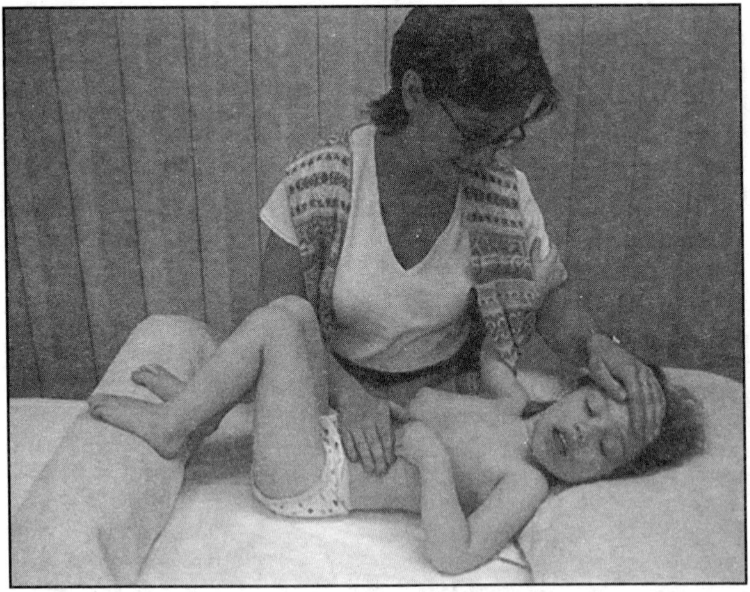

Foto 79

Según ciertas filosofías, es el punto de equilibrio entre esos dos mundos. La frase antiestrés que se dice es: "TODO SE ARREGLARÁ EN LA TIERRA".

Si en primera instancia el movimiento parece poco realista, el niño, que es muy sensible, sentirá la sensación que procura como una relajación de amor real.

Coloca la mano izquierda en la frente en la raíz de la nariz, y la derecha en la base del vientre, justo debajo del ombligo. Efectúa un movimiento de balanceo en el vientre, por lo menos durante dos minutos, para que haga efecto (foto 79). El niño puede "ver", aunque tenga los ojos cerrados, una marejada de colores. Esta técnica predispone al sueño y/o a la relajación , y en este caso va muy bien. También predispone al niño a la toma de conciencia de la energía vital interior.

Para terminar, explora la superficie de la cara del niño con roces muy suaves con la yema de los dedos.

En esta etapa final, la imaginación del padre y la del niño pueden volar. ¿Quedan colaciones? También puedes dejar que descanse "en los brazos de Morfeo". Tiene bien merecido un momento de descanso... ¡y tú también!

Feliz masaje

Conclusión

El masaje en el niño es muy eficaz, sobre todo cuando apelamos a su sentido de compartir.

Comprobarás que los masajes frecuentes tienen sanas repercusiones en su comportamiento en la escuela y en la casa, en sus relaciones interpersonales y sobre todo en su salud.

Dar integralmente el masaje que se describe en este libro, producirá una relación más profunda entre el niño y el padre, y ayudará a que realicen el viaje de la vida con plena confianza.

Descubrirás la magia del masaje practicándolo con tu hijo. Ellos nos están prestados. Con el maravilloso lenguaje del tacto ayudémoslos a que evolucionen con el amor de los seres que se cruzan en su camino.

Ojalá que el conocimiento brindado en estas páginas ayude al niño, que será el adulto de mañana, a que exprese con la Paz y el Amor su alegría de vivir en armonía con el Universo.

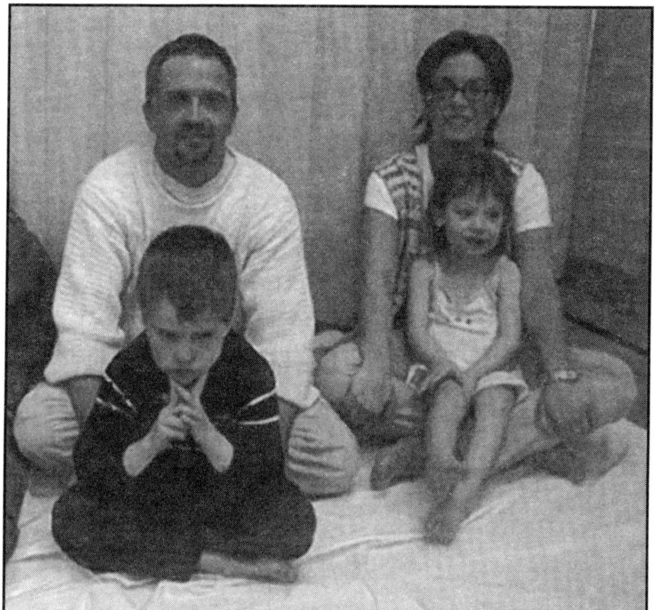

Gilles Morand da masaje y terapia de la polaridad desde hace más de veinticinco años.

Con frecuencia da cursos y conferencias sobre el masaje

Como autora, también publicó *Sabiduría antigua, hoy y mañana en el 2001:*

Tomo 1: Una mirada a la vida y a la salud holística
Tomo 2: El masaje al alcance de todos

Estos libros están disponibles sobre pedido en la Fundación Pierre Boucher, teléfono (450) 468-8136.

Gilles Morand pone a tu disposición un catálogo sobre productos para masaje, en el que se incluye el famoso Steamy Wonder – sofá de vapor con aceites esenciales que se coloca en todas las camas de masaje. Y se utiliza antes o después de éste. También está disponible un video casete.

Para más información, comunícate con Gilles Morand vía Internet a la siguiente dirección:

www.gmmassageplus@hotmail.com

TÍTULOS DE ESTA COLECCIÓN

50 Formas Sencillas de Consentirte
50 Formas Sencillas de Consentir a tu Bebé
365 Maneras de Energetizar tu Cuerpo, Mente y Alma
365 Formas para Relajar tu Mente, Cuerpo y Espíritu
Aromaterapia para Practicantes. *Ulla-Maija Grace*
Baños Sanadores con Aromaterapia. *M. V. Lazzara*
Bodynetics. *Gustavo Levy*
Canalización. *Roxanne McGuire*
Colores y Aromas. *Susy Chiazzari*
Corazón Saludable. *David Hoffmann*
Cura tus Alergias y Goza de tu Vida. *Martin F. Healy*
Do-In. *May Ana*
Drogas Peligrosas. *Carol Falkowski*
Duerme Profundamente esta Noche. *B. L. Heller*
El Libro del Yoga. *Imelda Garcés Guevara*
Energía y Reflexología. *Madeleine Tourgeon*
Escuchando a tu Alma. *Dick Wilson*
Herbolaria Mexicana. *Dr. Edgar Torres Carsi*
Hidroterapia. La Cura por el Agua. *Yolanda Morales*
La Anatomía Energética y la Polaridad. *M. Guay*
La Autopolaridad. *Michelle Guay*
La Ciencia de los Chakras. *Daniel Briez*
La Mente. Masajes Mentales. *M.E. Maundrill*
La Música... El Sonido que Cura. *K. y R. Mucci*
Las Maravillas del Masaje. *Imelda Garcés Guevara*
Manual Completo de Esferas Chinas. *Ab Williams*
Masajes para Bebés. *Gilles Morand*
Meditación Práctica. *Steve Haunsome*
Meditación y Paz. *Imelda Garcés Guevara*
Naturopatía
Reiki. Guía Práctica. *Bill Waites y Master Naharo*
Reiki Plus. La Curación Natural. *David G. Jarrell*
Reiki Plus. Manual de Prácticas Profesional. *Jarrell*
Relajación Inmediata. *Alain Marillac*
Renacer con las Flores de Bach. *Fils du Bois*
Respiración. Método Básico. *K. Taylor*
Salud con Colores. Guía Práctica. *Graham Travis*
Sanación. Reiki. *C. G. Peychard*
Sanación Natural del Dolor. *Jan Sadler*
Sanación Solar. *Richard Hobday*
Siéntete de Maravilla Hoy. *Stephanie Tourles*
Tu Cabello Naturalmente Sano. *M. B. Janssen*
Tu Cuerpo y sus Secretos. *Jocelyne Cooke*
Tu Rostro y su Secretos. *Jocelyne Cooke*
Tus Lunares, ¿qué expresan? *Pietro Santini*
Tus Pies. Su Cuidado Natural. *S. Tourles*
Un Arte de Ver. *Aldous Huxley*

Impreso en Offset Libra

Francisco I. Madero 31

San Miguel Iztacalco,

México, D.F.